Bases elementares técnicas de terapia manual e osteopatia

Dados Internacionais de Catalogação na Publicação (CIP)
(Câmara Brasileira do Livro, SP, Brasil)

Bases elementares técnicas de terapia manual e osteopatia / Marcel Bienfait [tradução de Angela Santos]. – São Paulo: Summus, 1997.

Título original: Bases élémentaires techniques de la thérapie manuelle et de l'ostéopathie.

ISBN 978-85-323-0607-4

1. Fisioterapia 2. Manipulação (Terapêutica) – Aspectos fisiológicos 3. Movimento terapêutico 4. Osteopatia 5. Sistema músculo-esquelético – Fisiologia   I. Título.

9431-79   335.516-DDC

Índice para catálogo sistemático:
1. Osteopatia: Terapêutica   615.533

Compre em lugar de fotocopiar.
Cada real que você dá por um livro recompensa seus autores
e os convida a produzir mais sobre o tema;
incentiva seus editores a encomendar, traduzir e publicar
outras obras sobre o assunto;
e paga aos livreiros por estocar e levar até você livros
para a sua informação e o seu entretenimento.
Cada real que você dá pela fotocópia não autorizada de um livro
financia o crime
e ajuda a matar a produção intelectual de seu país.

Bases elementares técnicas de terapia manual e osteopatia

MARCEL BIENFAIT

summus editorial

Do original em língua francesa
BASES ÉLÉMENTAIRES TECHNIQUES DE LA THÉRAPIE MANUELLE ET DE L'OSTÉOPATHIE
Copyright © 1991 by Marcel Bienfait
Direitos desta tradução adquiridos por Summus Editorial

Tradução: **Angela Santos**
Capa: **Acqua Estúdio Gráfico/Nelson Mielnik**
Impressão: **Sumago Gráfica Editorial Ltda.**

Summus Editorial
Departamento editorial:
Rua Itapicuru, 613 – 7º andar
05006-000 – São Paulo – SP
Fone: (11) 3872-3322
Fax: (11) 3872-7476
http://www.summus.com.br
e-mail: summus@summus.com.br

Atendimento ao consumidor:
Summus Editorial
Fone: (11) 3865-9890

Vendas por atacado:
Fone: (11) 3873-8638
Fax: (11) 3873-7085
e-mail: vendas@summus.com.br

Impresso no Brasil

A "Bob" BENICHOU
por tudo aquilo que me ensinou e me deu vontade de ensinar.

À memória de Jean BERTEA,
nosso amigo comum.

ÍNDICE

PREFÁCIO 13

INTRODUÇÃO 15

GENERALIDADES 17
    DEFINIÇÕES

A GLOBALIDADE 17
    EXAME GERAL 18
    AS LINHAS DE GRAVIDADE 18
        Linha P.A.
        Linha A.P.
        Linhas ascendentes
        Linha de T. E. Hall
    EXAME 22
    AS CORREÇÕES 24
        As pompages
        As normalizações

OS ILÍACOS

MECANISMOS DAS LESÕES 27
EXAME 27
    PONTOS DE REFERÊNCIA 27
    TESTES PRINCIPAIS 29
        Equilíbrio dos membros inferiores
        Testes
        Comparação de E.I.A.S.
        Comparação dos maléolos internos
        Comparação de E.I.P.S.
    TESTES SECUNDÁRIOS 32
    TESTE DE DOWNING 34
SÍNFISE PÚBICA 38
        Mecanismos das lesões
    EXAME 38
AS CORREÇÕES 39
    TEMPOS PREPARATÓRIOS 39
        Pompage global 39
        Mobilização global da fáscia 39
        Reequilíbrio da sínfise 40
    CORREÇÕES ÍLIO-SACRAS 41
        Os tempos respiratórios 41

Primeira correção	41
Segunda correção	43
Terceira correção	44
Quarta correção	44
Quinta correção	45
Sexta correção	47
Sétima correção	47
CORREÇÕES DA SÍNFISE	48
Primeira correção	48
Segunda correção	49

O SACRO

MECANISMOS DAS LESÕES	51
LESÕES FISIOLÓGICAS	51
LESÕES TRAUMÁTICAS	53
EXAME	53
PONTOS DE REFERÊNCIA	53
E.I.P.S.	53
E.I.P.I.	54
A.I.L.	54
L5	54
Os hemi-sulcos	54
EXAME	54
Equílibrio sagital da bacia	54
Polegares ascendentes	55
Resposta dos A.I.L.	56
Palpação dos A.I.L.	57
Rotação de L5	58
Mobilidade do sacro	58
Julgar os hemi-sulcos superiores	60
Ausculta do sacro	60
AS CORREÇÕES	61
AS *POMPAGES*	61
Pompages do psoas	61
Pompages do piramidal	61
Pompages dos ísquio-tibiais	64
Pompages das articulações sacro-ilíacas	65
AS NORMALIZAÇÕES	66
OS TEMPOS RESPIRATÓRIOS	66
SACRO EM FLEXÃO	66
SACRO EM EXTENSÃO	66
SACRO EM FLEXÃO E EM EXTENSÃO	67
SACRO EM FLEXÃO UNILATERAL	67
SACRO EM EXTENSÃO UNILATERAL	69
SACRO EM TORÇÃO SOBRE O EIXO OBLÍQUO ESQUERDO	70
SACRO ESQUERDO-ESQUERDO (S.R. DE L5)	72
SACRO DIREITO-ESQUERDO (R.S. DE L5)	73
SACRO TRAUMÁTICO	73
SACRO TRAUMÁTICO	74
SACRO TRAUMÁTICO	74
SACRO TRAUMÁTICO UNILATERAL	75

DORSAIS E LOMBARES

MECANISMOS DAS LESÕES 78
EXAME 79
    PONTOS DE REFERÊNCIA 79
        As espinhosas 79
        As transversas 80
        As articulações interapofisárias 80
    ANAMNESE 80
    OBSERVAÇÃO 81
    EXAME GERAL 82
    TESTES DE MOBILIDADE 83
    OS TESTES SECUNDÁRIOS 88
    O PSOAS E O PIRIFORME 90
AS NORMALIZAÇÕES 91
    OS TEMPOS RESPIRATÓRIOS 92
    OS BLOQUEIOS 92
    AS *POMPAGES* 93
        Pompage lombar 93
        Pompage lombar 94
        Pompage dorsal superior 94
    NORMALIZAÇÕES LOMBARES 95
        Técnica clássica
        Lesão de lateroflexão 96
        Lesão de flexão 96
        Lesão de extensão 96
    NORMALIZAÇÕES DORSAIS 98
        Lesões em S.R. ou R.S. 98
        Lesão D1, D2, D3 por meio de alavanca cervical 98
        Correção dorsal por pequenas alavancas 99
        Lesão de flexão 99
    NORMALIZAÇÕES FUNCIONAIS 101
    NORMALIZAÇÕES SENSORIAIS 102
LESÕES DE SEGUNDO GRAU 103
        Normalização de uma lesão de segundo grau 104

AS COSTELAS

        A. Lesão de inspiração 107
        B. Lesão de expiração 107
        C. Lesão das duas últimas costelas 107
        D. Lesão da primeira costela 107
    EXAME 108
    Testes de mobilidade 108
    Exame da primeira costela 109
    AS *POMPAGES* 110
        Pompage do peitoral menor 110
        Pompage do peitoral maior 110
        Pompage do serrátil anterior 111
        Pompage do intercostal 111
        Pompage do rombóide 112
    AS NORMALIZAÇÕES 112
        Correção da primeira costela 112
        Correção da segunda e terceira costelas em lesão de inspiração 113

Lesão de inspiração em braço de bomba 113
Lesão de expiração em braço de bomba 113
Lesão de inspiração em alça de balde 114
Lesão de expiração em alça de balde 114
Lesões duplas de costela e vértebra 115
Correção de Sutherland 115
Correção de Cathie 115

AS CERVICAIS

MECANISMOS DAS LESÕES 117
  COLUNA CERVICAL INFERIOR 117
  COLUNA CERVICAL SUPERIOR 118
    Articulação C0/C1 118
      Lesões anteriores 118
      Lesões posteriores 119
      Lesões de escorregamento lateral 119
      Lesões de pseudo-rotação 119
      Lesão occipital de afundamento 119
    Articulação C1/C2 119
EXAME 119
  EXAME GERAL 119
  EXAME CERVICAL 123
    Anamnese 123
    Palpação 124
      Coluna cervical inferior 124
      Coluna cervical superior 125
  TESTES DE MOBILIDADE 127
    Primeiro teste 128
    Segundo teste 128
    Terceiro teste 129
  AS LINHAS DO ROSTO 129
AS NORMALIZAÇÕES 130
    Pompage C0/C1 131
    Pompage C0/C2 131
    Pompage dos semi-espinhais da cabeça 131
    Pompage dos escalenos 132
    Pompage do trapézio superior 132
    Pompage do elevador da escápula 132
    Pompage em rotação 133
    Pompage do esternocleido-occipito-mastóideo 133
  NORMALIZAÇÕES DA COLUNA CERVICAL INFERIOR 134
    Normalização por meio de *pompage* 134
    Lesão lateral 134
    Lesão anterior 135
  NORMALIZAÇÕES DA COLUNA CERVICAL SUPERIOR 136
    Lesão anterior bilateral 136
    Lesão posterior bilateral 136
    Lesão anterior unilateral 136
    Lesão posterior unilateral 138
    Lesão de pseudo-rotação 138
    Lesão de escorregamento lateral 138
    Lesão do atlas 139

MEMBRO INFERIOR

O PÉ 141
    I. AMORTECIMENTO 141
        A - LESÕES TIBIAIS
            Anterior
            Posterior
        B - LESÕES ASTRÁGALO-CALCANEANA
            Lesões calcâneo-astragalianas
    EXAME 142
        OS TESTES DE MOBILIDADE 143
            A - Lesões tibiais
            B - Lesões astragalo-calcaneanas
            Lesões calcaneo-astragalianas
    AS NORMALIZAÇÕES 144
        Pompages tíbio-társicas 144
        Pompage do solear 145
        Pompage subastragaliana 145
        Pompage médio-társica e de Lisfranc 145
        Normalização tibial anterior 146
        Normalização tibial posterior 146
        Normalizações subastragalianas 147
    II. OS IMPULSOS 147
MECANISMOS DAS LESÕES
    EXAME 147
    NORMALIZAÇÃO 148
        Lesão alta 148
        Lesão baixa 149
        Lesão alta 149
        Lesão baixa 150
        Normalização da articulação fíbulo-tibial distal 150
    III. ADAPTAÇÃO DOS APOIOS 151
        Mecanismo das lesões
    EXAME 152
    AS NORMALIZAÇÕES 154
        Cubóide baixo 154
        Cubóide alto 155
        Correção do escafóide 155
O JOELHO 156
        Mecanismo das lesões
    EXAME 156
        Palpação
        Rotação
        Abdução-adução
        Escorregamentos laterais
    AS *POMPAGES* 158
        Pompage do joelho 158
        Pompage dos inquiotibiais 158
        Pompage dos quadríceps 159
    AS NORMALIZAÇÕES 159
        Correção abdução-adução 159
        Correção dos escorregamentos laterais 160
        Correção da rotação tibial 160
    PATOLOGIA ESTÁTICA 160

O QUADRIL 162
    Mecanismo das lesões
    EXAME 163
    AS *POMPAGES* 163
        Pompage do quadril 163
AS CORREÇÕES
    CORREÇÃO DA ROTAÇÃO INTERNA 164
    CORREÇÃO DA ROTAÇÃO EXTERNA 164

MEMBRO SUPERIOR

O OMBRO 165
    A ESCÁPULA-UMERAL 165
        Pompage do ombro 166
    A CINTURA ESCAPULAR 166
        A. Articulação escápulo-torácica 166
        B. Sistema clavicular 166
        As lesões
    EXAME 168
    AS NORMALIZAÇÕES 169
        Lesão de elevação 169
        Lesão de abaixamento 170
        Lesões de rotação 170
O COTOVELO 170
    Mecanismo das lesões
    EXAME 171
    AS NORMALIZAÇÕES 171
        Pompage do cotovelo 171
        Lesão de pronação 172
        Lesão de supinação 172
PUNHO E MÃO 172
        Pompage do punho 173
        Pompage do canal carpiano 174
        Pompage dos dedos 174

PREFÁCIO

Este livro completa uma trilogia.

O primeiro da série foi *Fisiologia da Terapia Manual* (Summus, 1989). Desde a publicação dos trabalhos de Kapandji a função articular em seus aspectos de macromovimento foi exaustivamente discutida, mas este livro trouxe duas novas contribuições. Primeiro, complementou o estudo da fisiologia articular com os micromovimentos, presentes em todas as articulações. O autor foi buscar na Osteopatia este novo conceito. Segundo, desenvolveu um estudo dos movimentos considerando os músculos como estáticos (aqueles que controlam o movimento) e dinâmicos (aqueles que realizam o movimento). Tudo isto é brilhantemente exposto neste livro escrito não para ser lido, mas estudado.

O segundo foi *Os Desequilíbrios Estáticos* (Summus, 1995). A partir do estudo do movimento considerando os músculos como estáticos e dinâmicos, Marcel Bienfait parte para a patologia do músculo estático, isto é, os desvios posturais. Propõe a avaliação de tais desvios, uma avaliação postural que permite um "diagnóstico fisioterápico". Finalmente chega à proposição de uma terapia postural, descreve em detalhes como trabalhar, fato raro em livros de técnicas fisioterápicas.

O terceiro é este *Bases Elementares Técnicas...* Aqui, partindo do estudo dos micromovimentos e fáscias, já desenvolvido no primeiro livro, descreve os possíveis bloqueios dos micromovimentos e as manobras sutis e bem direcionadas capazes de normalizar estes micromovimentos sempre que se encontrarem bloqueados. Seu grande objetivo é complementar o estudo de tais movimentos e ser um livro de referência para seus alunos e para todos os que possuam formação em Osteopatia.

Angela Santos

Fisioterapeuta com formação em RPG, Ginástica Holística e Terapia Manual.

INTRODUÇÃO

Escrevi este livro a pedido de meus alunos italianos, franceses e brasileiros, mas é quase contra minha vontade que vou publicá-lo. Por experiência própria sei o quanto livros técnicos podem ser perigosos. Uma especialidade manual é constituída de mil detalhes que só podem ser adquiridos progressivamente, sob orientação de um experiente professor. Nunca um livro, por mais brilhante que seja, pode substituir um curso prático e espero que este não sirva para formar falsos terapeutas manuais.

Ao longo deste livro a palavra osteopatia vai aparecer com freqüência, o que preciso esclarecer imediatamente.

Nos Estados Unidos existem muitas lendas a respeito da criação da osteopatia, que no começo deste século foi apenas uma reação às pretensões terapêuticas, às vezes malucas, dos primeiros quiropatas. Um grupo de médicos, conscientes dos resultados que aqueles vinham obtendo em certas áreas, inteligentemente estudaram as mobilizações articulares, que, nesta época, eram apenas vertebrais. Assim, nasceu a medicina osteopática e suas escolas, que nos EUA transformaram-se em grandes universidades, as quais formam médicos que, antes de mais nada, praticam a medicina clássica e para quem a osteopatia é apenas mais um meio terapêutico. Apenas eles podem pretender o título de doutores em Osteopatia.

Não sigo a mesma linha de pensamento desses novos terapeutas que não pretendem ser fisioterapeutas, mas sim osteopatas. Não os critico, mas não acredito que a osteopatia seja a panacéia que prometem, bem como não acho que seja uma medicina em si. Numerosos são, atualmente, os que se atribuem o título de doutor em Osteopatia, o que não existe. Sejamos razoáveis e permaneçamos fisioterapeutas que empregam a osteopatia em sua prática.

Pessoalmente, quero continuar sendo um fisioterapeuta e estou muito orgulhoso de sê-lo. Quero formar fisioterapeutas e não falsos doutores. Não uso a normalização articular a não ser para os tratamentos que me competem, dentro de uma patologia que conheço, ou seja, a do aparelho locomotor. Este livro é um tratado da fisioterapia dos micromovimentos. E apenas isto. Neste livro tudo está baseado na fisiologia do aparelho locomotor; não aquela dos "macromovimentos", que normalmente estudamos, mas uma fisiologia de detalhes indispensável para o entendimento desta especialidade. Já escrevi anteriormente um livro a respeito desta fisiologia particular, o *Fisiologia da Terapia Manual*. Assim, para o bom entendimento do presente texto é necessário ter estudado o anterior.

Minha esperança é que esta fisioterapia osteopática esteja nas mãos de todos os fisioterapeutas da mesma forma que os tratamentos de reeducação postural também devem estar. Esta abordagem terapêutica foi trazida para França por fisioterapeutas. Meu amigo Paul Geny abriu uma escola de osteopatia em Paris em 1947. Portanto, essa abordagem deveria permanecer propriedade dos fisioterapeutas, e deve fazer parte do seu ensino de base. Espero que este livro seja útil para esse objetivo.

GENERALIDADES

Antes de mais nada, devemos definir o que é lesão osteopática. As definições são numerosas, algumas cheias de fantasia. As expressões "vértebras deslocadas", "peça óssea presa" etc., praticamente desapareceram do nosso vocabulário, embora subsistam no espírito do público, mantidas, aliás, por profissionais para quem a osteopatia se limita a manipulações corretivas. É certo que as coisas nem sempre estão muito claras na cabeça de alguns.

Em nosso livro sobre fisiologia, mostramos a continuidade da fáscia e a transmissão das tensões através do corpo por meio deste imenso tecido conectivo fibroso. É fácil entender que estas tensões, se por um lado são o agente mecânico da coordenação motora e do nosso sistema estático, por outro são também o agente mecânico do nosso equilíbrio segmentar e articular. Descrevemos a circulação dos fluidos, cujo motor é o movimento da fáscia. É evidente que o impedimento deste movimento em um ponto qualquer do nosso corpo leva a uma estase líquida local, que, por sua vez, é fonte de tensão. Estamos seguros de que as lesões ditas osteopáticas não têm outra origem. Nossa definição é a seguinte:

"A lesão osteopática é uma tensão fascial que em uma articulação puxa um segmento ósseo móvel para si e o impede de mover-se no sentido oposto, tudo isto ocorrendo dentro das possibilidades fisiológicas desta articulação."

Esta definição tem como primeiro corolário a máxima osteopática que repetimos continuamente durante nosso exame: **vai no sentido da lesão, não vai no sentido inverso.** Visto que a lesão é uma tensão fascial, a porção móvel vai facilmente no sentido da lesão, o que diminui a tensão, mas não vai no sentido contrário porque a exageraria. Portanto, por exemplo, se no nosso exame uma vértebra roda para a direita e não para a esquerda, diremos que se encontra em lesão direita.

Segundo corolário importante desta definição: **a lesão osteopática é uma lesão fisiológica.** Ela não ultrapassa a amplitude articular fisiológica da articulação. Não é uma luxação nem uma subluxação. Isto nos leva a uma segunda máxima: **a normalização articular nunca é uma manobra forçada.**

É evidente que a tensão que provoca a lesão da qual falamos não é importante o suficiente para influenciar os grandes movimentos articulares. Esta se exerce **apenas** sobre os micromovimentos contando com a frouxidão fisiológica ligamentar, que vamos examinar no estudo da fisiologia.

As lesões osteopáticas são dolorosas. Em fisiologia dizemos que a função principal do ligamento é limitar os micromovimentos. Os ligamentos não são de modo algum feitos para suportar uma tensão permanente, por menor que esta seja e, uma vez que possuem mecano-receptores sensitivos, uma tensão permanente rapidamente os torna dolorosos. É neste quadro fisiológico que se encontram as dores osteopáticas. Por fim é necessário que se faça uma última distinção: como tudo aquilo que diz respeito ao aparelho locomotor, a osteopatia faz parte de um quadro global. Da mesma forma que as deformações segmentares ou os desequilíbrios estáticos, uma lesão osteopática se equilibra através de uma outra lesão. Freqüentemente uma lesão primária se compensa por uma, duas, três ou até mesmo quatro lesões secundárias. Em geral é a última lesão, aquela que não conseguiu ser compensada, que se torna dolorosa, obrigando o paciente a vir nos consultar.

A GLOBALIDADE

A noção de lesão primária e lesão secundária é de fundamental importância. O verdadeiro tratamento osteopático não está na correção da lesão dolorosa, mas na procura e correção da lesão primária inicial. No entanto, é raro encontrarmos uma tal honestidade. A consciência da globalidade leva-nos a dois pontos importantes: a obrigatoriedade de um exame osteopático geral e o emprego das linhas ditas de gravidade.

EXAME GERAL

Junto com o estudo de cada segmento vamos ver os detalhes do exame geral, que se inicia pela cintura pélvica, ponto de encontro de uma força ascendente e de uma força descendente: a resistência do chão e a força de gravidade. Visto que a força ascendente influencia a posição dos ilíacos, uma lesão ilíaca vai impor a exploração dos membros inferiores e, em particular, dos pés. Como a força descendente é responsável pelos movimentos do sacro, uma lesão sacral vai impor um exame da coluna. Pessoalmente creio que o exame geral deva ser completo, seja para cima, seja para baixo. E se for conduzido como descreveremos não requererá mais de dez minutos de um terapeuta minimamente treinado, constituindo uma questão de segurança. Por outro lado, penso que o exame deva ser feito segmento por segmento, mas com todos os testes intercalados e aplicados em cada posição. Explicarei as razões um pouco mais adiante.

Pessoalmente procedo da seguinte forma:

1 - Paciente em pé, bacia equilibrada com um calço sob o pé de uma perna eventualmente mais curta, sendo que a diferença de comprimento desse membro é anotada com cuidado. Depois se procede aos testes dos polegares ascendentes para os ilíacos, o teste para o equilíbrio anteroposterior da cintura pélvica e em seguida o teste da concavidade lombar. Aproveitaremos a posição ereta do paciente para avaliar uma eventual rotação tibial.

2 - A posição sentada permite-nos fazer o teste dos polegares ascendentes para o sacro assim como o teste da resposta dos ângulos ínfero-laterais do sacro. Estes testes serão seguidos pelo exame geral da coluna lombar e dorsal e, em caso de lesão, pelo exame local do seguimento em questão. O exame geral da coluna cervical virá em seguida com o paciente sentado em frente ao terapeuta.

3 - Com o paciente em decúbito dorsal se completará, se necessário, o exame cervical. Observaremos a posição das espinhas ilíacas ântero-superiores se o teste dos polegares ascendentes for positivo. Neste caso também observaremos os dois maléolos inter-

nos, cuja posição nos permitá julgar um eventual alongamento ou encurtamento de membro inferior devido à lesão. O exame dos cubóides, dos escafóides e da fíbula se seguirá a esta avaliação. Em caso de uma avaliação ilíaca, o exame da fáscia da coxa é sempre útil para descobrirmos uma possível lesão do quadril.

4 - Com o paciente em decúbito ventral observamos as espinhas ilíacas póstero-superiores, assim como os A.I.L. (ângulos ínfero-laterais), de acordo com o resultado dos polegares ascendentes.

Conduzido desta forma e corretamente anotado, o exame geral fornece ao terapeuta certo número de dados diversos não relacionados entre si, o que é um ótimo resultado. Nesta especialidade os testes são baseados sobretudo na sensibilidade tátil, sendo muito fácil enganar-se mesmo involuntariamente. Isto porque sempre existe a tentação de se falsear um teste para fazê-lo encaixar-se no quadro de uma determinada lesão, o que constato continuamente durante os cursos, nos quais, para respeitar a progressão do estudo, sou obrigado, em um primeiro momento, a considerar segmento por segmento. É raro que um aluno, depois de ter constatado uma espinha ilíaca ântero-superior mais caudal, o que lhe faz supor a presença de uma lesão ilíaca anterior, não procure adaptar os outros testes de forma a confirmar a sua hipótese. E nem mesmo os profissionais mais experimentados estão livres desta "armadilha". O exame geral que acabamos de descrever protege o terapeuta da tentação de facilitar para si mesmo as coisas. Visto que os testes se reagrupam sem ordem, o diagnóstico exige um raciocínio que lhe confere seu real valor. Além disso, uma vez que todos os resultados devem concordar entre si, um erro torna-se imediatamente visível.

AS LINHAS DE GRAVIDADE

Desde a origem da osteopatia, a noção de globalidade, que acreditamos seja moderna, já impressionava os osteopatas. John Little foi o primeiro a abrir a primeira escola de osteopatia em Chicago. Dentro do espírito de globalidade ele havia estabelecido as linhas ditas de gravidade. Estas linhas, que têm pontos de referência precisos sobre o esqueleto, representam as forças positivas e negativas que governam o nosso equilíbrio estático e os nossos movimentos. Visto que tenho uma grande paixão pela fisiologia do movimento, procurei para elas uma explicação mas não obtive nenhum resultado. Alguns osteopatas de Chicago, que tive oportunidade de interrogar, acreditam que estas linhas foram estabelecidas sobretudo pela observação e repetição das mesmas associações de lesões osteopáticas.

Estas linhas de gravidade foram objeto de várias interpretações. Dennis Brookes, por exemplo, considerava suas perturbações como o ponto de partida de numerosos problemas viscerais e, sobretudo, endócrinos. Neste livro vamos nos ater apenas à interpretação mecânica.

1 - As duas primeiras linhas são descendentes. Levemente inclinadas de trás para a frente, são ditas póstero-anteriores (P.A.). (Fig. 1)

Ambas partem do terço posterior do forame magno occipital, passam de cada lado através das apófises transversas de C3, C4, C5, C6, descem à frente de D4 na região do centro de gravidade do corpo, atravessam os corpos de L1 e L2 mas sobretudo o de L3 na região em que se cruzam, a direita torna-se a esquerda e vice-versa. Em seguida passam exatamente à frente das coxofemorais, depois, correndo anteriormente aos membros inferiores, chegam a uma linha que une os segundos cuneiformes.

Estas duas linhas gêmeas são a materialização da linha de gravidade do homem em pé.

— Descendentes, elas ilustram o que examinamos com a fisiologia cervical: os reflexos descendentes equilibradores da cabeça devido ao sistema vestíbulo-labiríntico e óculo-motor.

— Entre D2 e D10, elas tensionam para a frente o arco posterior dorsal côncavo, do qual depende a pressão torácica.

— De L1 a L4, elas tensionam para a frente o arco anterior convexo do qual depende a pressão abdominal.

— Elas se cruzam na região do corpo de L3, centro de gravidade geral do corpo no espaço. Isto não constitui, como alguns acreditaram, a ilustração dos sistemas cruzados. Vimos em fisiologia que a rotação dos sistemas cruzados ocorre entre D7 e D11. O único movimento impossível para L3 é exatamente a rotação. O cruzamento na região de L3 ilustra o fato de que esta vértebra é o cruzamento entre as forças do bloco móvel do tronco e a base rígida da cintura pélvica e membros inferiores. A anteflexão do tronco é devida a uma tensão anterior do bloco superior, equilibrada por uma tensão posterior que retroverte a bacia. A coisa é ainda mais nítida nas lateroflexões. É suficiente realizar o movimento sobre si mesmo para tomar consciência deste fato. A lateroflexão do tronco segue uma tensão lateral deste lado, equilibrada por uma tensão externa oposta na região da cintura pélvica e membros inferiores. Estas tensões cruzadas explicam perfeitamente a freqüência de lesões cruzadas em osteopatia.

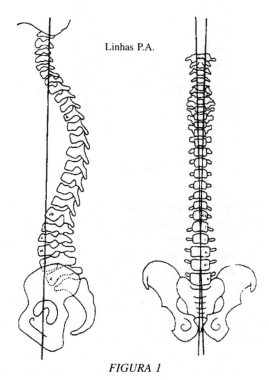

FIGURA 1

Do ponto de vista prático, estas duas linhas mecânicas ligam numa mesma cadeia de lesão a coluna cervical, isto é, as articulações C3/C4, C4/C5, C5/C6, L3, os quadris (em especial os ilíacos), as articulações dos pés, especialmente os sistemas cubóide-naviculares, e as articulações tíbio-fibulares.

2 - As duas linhas seguintes são também descendentes. Levemente inclinadas de frente para trás, são ditas anteroposteriores (A.P.). (Fig. 2)

Elas partem do terço anterior do forame magno occipital e passam de cada lado pelos tubérculos do atlas. Descem para a frente de D4 onde cruzam as linhas P.A., depois atravessam os corpos D11 e D12. Passam, em seguida, pelas articulações L4/L5 e pela dobradiça lombossacra L5/S1. Unem-se e terminam na ponta do cóccix.

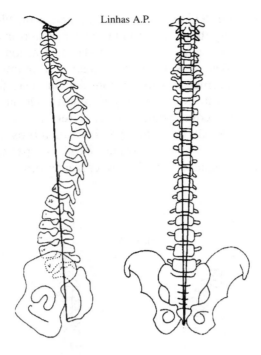

FIGURA 2

Elas passam pelos tubérculos do atlas que as linhas P.A. evitavam enquanto que C3 depende delas. Isto leva a considerar C2 como uma vértebra-cruzamento entre as duas colunas cervicais, o que já examinamos em fisiologia. Se as linhas P.A. mudam, C2 muda com C3; se as linhas A.P. mudam, C2 muda com C1 e o occipital. Para que C2 esteja em posição correta, é necessário que as quatro linhas descendentes estejam em posição fisiológica, isto é, que o equilíbrio seja perfeito.

As linhas A.P. são a representação das forças musculares que vão intervir na região do tronco. Elas ilustram, antes de mais nada, a ligação occipital-sacro que descrevemos com a cadeia das membranas recíprocas. Por outro lado, D12 ocupa um lugar especial. É a junção dorso-lombar, suas articulações são dorsais em cima e lombares embaixo. Vimos que todas as rotações do tronco ocorrem entre D7 e D11, e a rotação lombar é praticamente negligenciável (cinco graus). Nas rotações ativas do tronco que vêm de cima, D12 leva a coluna lombar em uma rotação global inseparável do giro da cintura pélvica. Nas rotações horizontais da bacia que partem de baixo, a coluna lombar leva D12 em uma falsa rotação de todo o bloco lombo pélvico, mas a coluna dorsal permanece independente, livre para girar no sentido oposto, conservando o tronco ereto e o olhar horizontal. O único ponto fixo de todas estas rotações é a ponta do cóccix, o que explica por que as duas linhas A.P. convergem para este ponto e nele terminam. D12 é igualmente a vértebra neutra da mudança de curvatura anteroposterior entre a lordose lombar e a cifose dorsal.

3 - As duas primeiras linhas ascendentes são duplas apenas embaixo, partem dos dois acetábulos, passam pela frente de L2/L3 e convergem à frente de D4. Nesta região transformam-se em uma linha única até a porção póstero-central do forame magno. (Fig. 3)

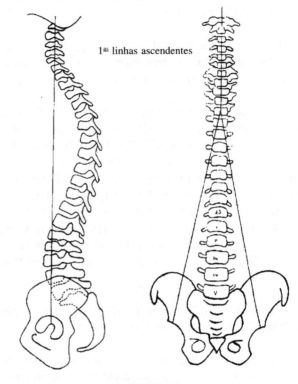

FIGURA 3

Estas duas linhas ascendentes são a representação da resistência do chão que, chegando à região dos acetábulos, dividem-se em duas forças ascendentes. A força principal segue o ramo ílio-pubiano e encontra na região da sínfise pubiana a força que vem do lado oposto. A força menor atravessa o sistema ligamentar sacro-ilíaco e sobe. Vimos esta fisiologia com a cintura pélvica.

4 - A segunda linha ascendente é particular. Situa-se fora da coluna e foi descrita por T.E. Hall, provavelmente aluno de Little John. Ela é simples, ascendente, anterior e paralela à linha central. Passa pela sínfise púbica e sínfise mentoneira, que se encontram, assim, normalmente no alinhamento uma da outra. Paralela à linha central, com ela muda harmonicamente para conservar o equilíbrio. Dessa forma ela se constituirá à imagem de todos os problemas estáticos. (Fig. 4)

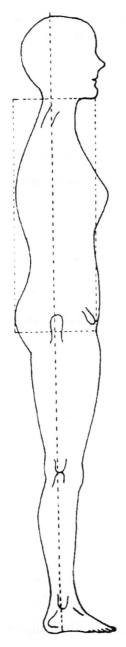

FIGURA 4

É evidente que esta última linha ascendente materializa as forças posteriores que equilibram a gravidade tóraco-abdominal.

A situação ideal é concretizada pelo tipo normal e pela segunda linha ascendente que nós acabamos de citar. Mas o ideal é excepcional; assim, Hall descreveu dois tipos secundários: anterior e posterior, que representam a realidade dos tipos humanos.

A - O tipo anterior é aquele no qual a linha ascendente passa à frente da sínfise púbica. Isto supõe que em cima haja uma predominância do aparelho elevador do tórax, isto é, dos músculos suspensores da cintura escapular e gradiado costal. É uma posição muito freqüente, normalmente devida ao acúmulo do estresse da vida moderna.

A coluna cervical é lordosada pela tensão dos escalenos. (Fig. 5) O queixo sobe e, para conservar a horizontalidade do olhar anulando o efeito lordosante, os esterno-cleido-occipito-mastóideos puxam a cabeça para a frente para deitar a lordose. A sínfise mentoneira é, desta forma, anteriorizada. Os trapézios e os elevadores fazem os ombros subirem. O peitoral maior e o peitoral menor enrolam os ombros para a frente. Os serráteis anteriores trazem as escápulas para fora e fazem os bordos espinhais tornarem-se salientes para trás. Para compensar a lordose e a anteriorização da coluna cervical, a coluna dorsal alta lordosa-se. A anteversão da bacia é controlada por meio de uma hipertonicidade dos isquiotibiais. Na região da tíbio-társica, o desequilíbrio anterior leva a uma hipertonicidade do tríceps. Tudo está rígido, o que nos lembra a antiga imagem dos praticantes de ginástica sueca. A caixa torácica está bloqueada em inspiração alta, e, desta forma, a inspiração é reduzida apenas ao diafragma, cuja ação encontra-se consideravelmente limitada visto a ascensão da caixa tóracica. Tudo está fixo em uma atitude anterior.

B - O tipo posterior é aquele no qual a linha anterior passa atrás da sínfise púbica. É a atitude as-tênica muito bem descrita, em seu tempo, pelo dr. Balland.

Contrariamente ao tipo anterior tudo aqui é sem tônus. (Fig. 6) O indivíduo, incapaz de manter a sua pelve pela tonicidade dos grandes glúteos, recua seu centro de gravidade até tensionar as fáscias ilíacas e o psoas. Isto é realizado à custa de uma lordose relativamente passiva. Esta projeção posterior se compensa, por razões de equilíbrio, por um avanço da cabeça e por uma cifose dorsal. Os ombros caem e enrolam-se para a frente para acompanhar a coluna cervical e a cifose dorsal. Os órgãos superiores encontram-se comprimidos entre a caixa torácica baixa, o diafragma retrovertido, isto é, com seus pontos fixos invertidos, e as paredes anteriores tensionadas. A pressão abdominal é exercida sobre as vísceras, a massa visceral é empurrada para a frente e o abdome encontra-se em ptose.

Apesar desta atitude geral "desleixada" parecer confortável, o indivíduo é obrigado a esforços para controlar seu equilíbrio anteroposterior. A linha de gravidade cai atrás dos maléolos, isto é, na região dos calcanhares, onde o braço de alavanca é mais curto. Para manter seu equilíbrio geral, o indivíduo flexiona o joelho apoiando-se sobre a tensão dos quadríceps. Trata-se aqui de uma fisiologia anormal constituída pelos músculos anteriores da coxa e pelo psoas.

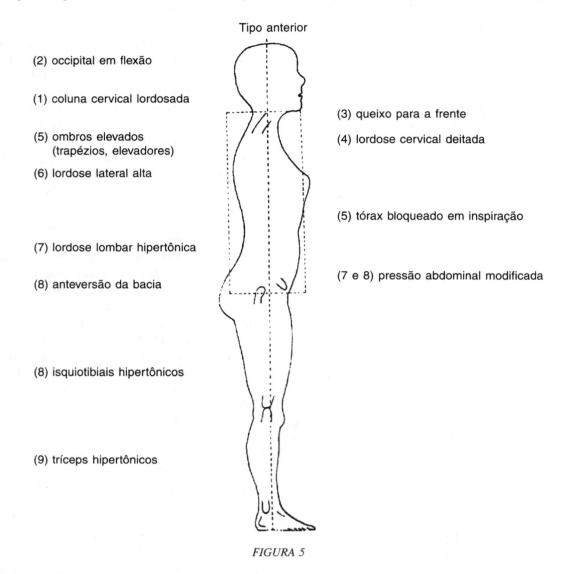

FIGURA 5

EXAME

Em osteopatia, no exame e no diagnóstico decorrente dele, encontramos todo o valor da terapia. É a parte mais difícil. Ele requer um conhecimento perfeito da fisiologia e uma grande sensibilidade tátil. A primeira só pode ser adquirida por meio do estudo e a segunda pelo treino pessoal. Os bons diagnósticos, não as belas manobras de correção, fazem os bons osteopatas. Dissemos que, para nós, é sempre necessário um exame geral e a pesquisa da lesão primária. Assim distinguimos, sempre que possível, as lesões estáticas, que serão sempre lesão de compensação, seja de um desequilíbrio estático, seja de outra lesão, das lesões dinâmicas, devidas a traumatismos ou a grandes movimentos dinâmicos. É claro que as lesões estáticas requerem uma pesquisa que as lesões dinâmicas nem sempre necessitam.

Neste livro empregaremos termos que devemos definir para evitar confusão. Antes de mais nada, diremos que, tal como na fisiologia do movimento, consideramos sempre um indivíduo em pé na posição vertical, seja qual for sua posição real.

— O que estiver no sentido da cabeça será denominado alto ou cefálico. O que estiver no sentido dos pés será baixo ou caudal.

— O que estiver à frente do plano coronal será anterior. O que estiver atrás será posterior.

— O que se distanciar do plano sagital estará em abdução ou em posição externa. O que se apro-

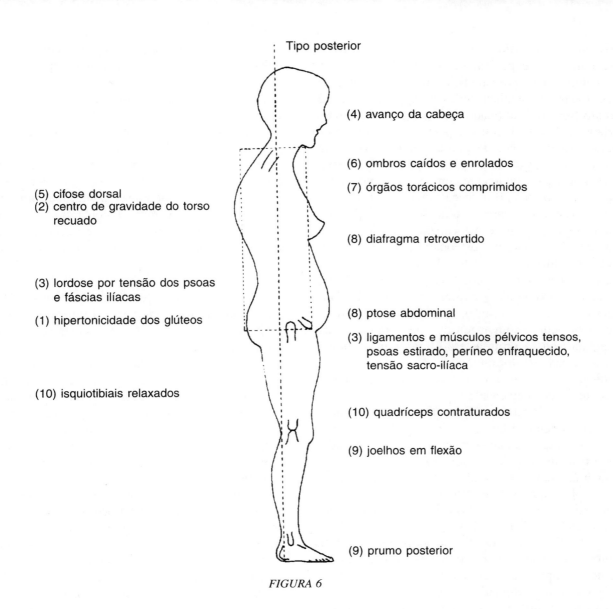

FIGURA 6

xima do plano sagital estará em adução ou em posição interna.

O exame osteopático é antes de mais nada um exame palpatório. Infelizmente, a palpação e a morfologia parecem haver desaparecido dos estudos de fisioterapia, embora sejam a base de todos os nossos exames. Requerendo um treinamento muito importante, a palpação deve ser leve e feita por pequenos deslocamentos sucessivos, e não de fricções, como freqüentemente vemos acontecer. Ela deve ser capaz de situar os pontos de referência, de seguir os contornos, e também de apreciar os movimentos. A maioria dos nossos diagnósticos é realizada por meio de teste de mobilidade e de micromobilidade. A sensibilidade terá, então, em osteopatia, valor capital; ela requer muita concentração, o que parece estar desaparecendo em nosso mundo moderno, mas que pode ser adquirida facilmente pelo trabalho. Apesar do que muitos osteopatas querem fazer acreditar, não é necessário nenhum dom, apenas muito esforço pessoal. Não podemos, em um curso de osteopatia, procurar apenas receitas. Como já dissemos, um exame osteopático é feito por meio de testes, que podem ser de posicionamento dos diferentes pontos de referência, os quais comparamos uns com os outros. Mais freqüentemente são testes de mobilidade: a peça móvel pode ir no sentido da lesão mas não pode ir em outro sentido. Estes testes de mobilidade nunca são fáceis. Deve-se apreciar o movimento de uma peça móvel em relação a uma outra considerada como fixa. Infelizmente, esta segunda peça é, ela própria, móvel em relação a uma terceira. O uso dos testes requer muita prática, concentração e treino.

O diagnóstico da lesão nunca é feito por um único teste, mas por vários que confirmam-se uns aos outros. As saliências ósseas não são fiáveis. Nenhum osso é perfeitamente semelhante ao seu homônimo. Todas as saliências, todas as tuberosidades, todas as espinhas, todas as apófises etc., são tecido fibroso desinficado e calcificado. Elas foram criadas e desenvolveram-se pela tensão do músculo para o qual servem de pontos de inserção. Estas tensões nunca são simétricas, os pontos de referências nunca são exatamente comparáveis. No exame, apenas o movimento da peça móvel é confiável.

A dor pode parecer uma indicação preciosa para julgar a forma e a localização da lesão, mas isto não é verdade. Em osteopatia é necessário desconfiar muito da dor. As tensões diferentes entre si podem levar a uma mesma lesão. Uma mesma lesão se acompanhará de dor à direita para um indivíduo, à esquerda para um outro, a distância para um terceiro, de acordo com as tensões que estão em causa e aquelas que a própria lesão terá criado. Situar a lesão ao lado da dor é um erro. A dor pode ser uma indicação, mas uma indicação sempre secundária que deve ser interpretada.

As radiografias são freqüentemente citadas. Muitos pretendem ler nelas sinais de lesão e baseado neles fazer um diagnóstico. Nós somos formais a esse respeito. Os sinais radiológicos nas lesões osteopáticas são teóricos; não são utilizáveis na prática. É claro que a lesão articular modifica a projeção radiográfica de um osso. É claro que esta projeção radiográfica seria um excelente método de diagnóstico se os raios-X pudessem realmente ser comparativos entre a direita e a esquerda. Mas isso nunca se aplica às lesões osteopáticas. Depois de trinta anos em ortopedia temos uma grande experiência de leitura de raio-X. Sabemos que mesmo com extremo cuidado, é impossível que os raios-X sejam suficientemente precisos para compararmos os micromovimentos. Por isso negamos todo e qualquer valor do exame radiológico em osteopatia.

AS CORREÇÕES

As normalizações articulares são o aspecto mais espetacular da osteopatia, o lado mágico do gesto que alivia. Elas são para nós a parte mais fácil. Durante muito tempo as correções foram sinônimo de manobras brutais acompanhadas de estalos articulares. Devemos dizer de imediato que esses estalos, que com freqüência o paciente vê como sinal de que seu osso foi "recolocado no lugar", não significam estritamente nada no plano terapêutico. A osteopatia moderna emprega apenas correções suaves realizadas dentro das possibilida-

des fisiológicas das articulações. Devemos vencer a tensão que cria a lesão. Uma manobra brutal com freqüência traz apenas um exagero desta tensão e uma reação de defesa por parte do tecido e do cliente.

A correção de um micromovimento se faz pelo micromovimento. A peça óssea que deve ser corrigida é presa entre dois bloqueios que deixam livre apenas o espaço articular que nos interessa. Ela pode assim ser levada suavemente para uma posição no limite da correção fisiológica, depois corrigida por um micromovimento e eventualmente de um tempo respiratório. A força jamais pode substituir a precisão.

A — As lesões osteopáticas são tensões. Parece lugar-comum dizer que para corrigir uma lesão osteopática é necessário fazer desaparecer a tensão. Isto, no entanto, nem sempre é bem entendido pelos terapeutas iniciantes. Numerosos são os osteopatas milagrosos ("o paciente chegou em uma cadeira de rodas e saiu daqui correndo"). Os milagres são praticamente sempre mentira. Normalmente é impossível tocar um hiperálgico, muito menos corrigi-lo. Vimos trabalhar os osteopatas que consideramos como os melhores do mundo. Nem sempre os vimos liberar o cliente em uma única correção. Se a tensão não quer relaxar, a melhor manobra do mundo não corrigirá nada. Isso ocorre todos os dias. O iniciante não deve ter nenhum complexo. Corrigir uma lesão requer, com freqüência, um preparo da fáscia, que para nós deve ser obtido pela técnica osteopática desenvolvida por Cathie e denominada *pompage*, técnica que os modernos parecem ter esquecido. Nós vamos falar sobre ela em cada segmento que analisarmos.

De acordo com as circunstâncias de sua utilização, as *pompages* podem pretender diferentes objetivos.

— Podem ser realizadas com objetivos circulatórios. Vimos que importante papel a fáscia e o movimento fascial desempenham na circulação dos fluidos. Vimos também que um bloqueio fascial ou uma interrupção de seu movimento leva a uma estase líquida. As *pompages* procuram, neste caso, liberar os bloqueios e as estases. Elas se exercem ao longo de todo um segmento, mobilizando a fáscia num percurso o mais longo possível.

— Podem procurar obter um relaxamento muscular. Neste caso serão realizadas no sentido das fibras musculares. É uma técnica muito eficiente no tratamento das contraturas, encurtamentos e retrações com os quais nos deparamos todos os dias.

— Podem ser empregadas na região da articulação para combater a degeneração cartilaginosa. A cartilagem é desprovida de circulação sanguínea. É um tecido hidrófilo que se embebe de água durante a descompressão articular, e a expulsa durante a fase de impacto. Nas artroses, este fenômeno encontra-se sempre perturbado ou às vezes sequer existe. Isto fazia os antigos denominarem as artroses de artrite seca. Nas artroses que apenas se iniciam, as *pompages* restabelecem o equilíbrio hídrico da cartilagem ou ao menos limitam a desidratação. Neste caso são realizadas no sentido da descompressão articular.

A técnica da *pompage* é relativamente simples. Ocorre em três tempos:

— O primeiro tempo é o tensionamento do segmento. É muito importante entender que a palavra tensão não quer dizer tração. O terapeuta alonga lenta, progressiva e regularmente, toma aquilo que vem, aquilo que a fáscia cede. Ele vai apenas até o limite da elasticidade fisiológica. Isso é sensibilidade. Desde que a tensão ultrapassa a elasticidade do tecido, ela provoca apenas reação de defesa. É absolutamente necessário evitá-la. O primeiro tensionamento não parece obter nada, o que é sempre uma falsa impressão. Pouco a pouco, à medida que a fáscia se solta e o paciente torna-se mais confiante, o alongamento amplifica-se.

— O segundo tempo é o da manutenção da tensão. Ele terá formas variadas de acordo com o objetivo pretendido.

a. Com objetivo circulatório, isto é, para uma *pompage* fascial, o terapeuta retém a fáscia durante alguns segundos, o tempo de sentir sua mão sendo puxada para retornar devido à elasticidade. Ele deverá conservar essa sensação durante toda essa terceira parte que é o retorno. Isto é o mais difícil.

b. O tempo principal da *pompage* muscular é o da manutenção da tensão. Em fisiologia vimos que o alongamento conjuntivo resulta de uma tensão do tecido. Vimos também que o alongamento dos sarcômeros é possível por um tensionamento (viscoelasticidade). Estes são fenômenos lentos.

c. Este segundo tempo é igualmente o tempo maior das *pompages* articulares. A descompressão obtida será mantida de quinze a vinte segundos, tempo necessário para que a cartilagem se embeba em seu líquido nutridor.

— O terceiro tempo é o tempo de retorno.

a. Nas *pompages* circulatórias é o tempo principal. Deve ser o mais lento possível. A fáscia puxa a mão do terapeuta, mas este controla esta tração para obrigá-la a trabalhar, a solicitar todas as suas possibilidades ao longo de todo o seu comprimento. É durante este período que se rompem as barreiras, os bloqueios de movimento, as estases líquidas. É necessária muita concentração por parte do terapeuta. A tensão da fáscia deve ser controlada mas não impedida em seu movimento de retorno. É a sensibilidade do terapeuta que deve guiá-lo até seus últimos momentos. É sem duvida a parte mais importante da técnica.

b. No trabalho muscular, este retorno será bastante lento para não provocar um reflexo contrátil do músculo.

c. Nas *pompages* articulares, este segundo tempo é acessório.

B — Com exceção do que já dissemos, há pouco a acrescentar com respeito às manobras de normalização articular. Elas sempre são baseadas na fisiologia e é pela fisiologia que vamos explicá-las neste livro. Classicamente, podem assumir três formas: estrutural, funcional ou sensorial. As escolas modernas de osteopatia pretendem diagnosticar e corrigir as lesões por meio do movimento fascial, enquanto outros utilizam o fluido líquido, técnicas nas quais não temos nenhuma experiência.

1. A correção estrutural é a forma mais empregada, e deriva da quiropraxia. Nessa correção, a peça óssea é levada no sentido oposto à lesão, aquele no qual ela não pode ir. A articulação é colocada entre dois bloqueios, levada ao limite da correção, depois corrigida por um micromovimento que aumenta a tensão que causa a lesão. Esse pequeno movimento rápido, que os anglo-saxões chamam *trust*, é rápido mas não violento. Requer um pequeno treino. Nós o substituímos freqüentemente pelo tempo respiratório corretor.

Nessa forma de correção é possível, de acordo com as circunstâncias e possibilidades, usar as duas peças ósseas que formam a articulação. Se ela mobiliza a peça em lesão ela é dita direta. Se, ao contrário, mobiliza a peça oposta, é dita indireta. Trataremos disso concretamente com as lesões que são corrigíveis por este procedimento.

2. A correção dita funcional é devida a Sutherland. Ela é o inverso da precedente. A peça móvel é levada no sentido da lesão, isto é, no sentido do relaxamento da tensão que causa a lesão. Sutherland a utiliza para as correções cranianas e da região vertebral. Ela é em geral difícil de ser aplicada na região lombar e em indivíduos muito fortes. Nós a consideramos como uma técnica ideal para as correções em crianças.

3. A técnica sensorial também é derivada das idéias de Sutherland, emprega a respiração como meio de correção, e devemos dizer que ela transformou a osteopatia moderna. Com a fisiologia, vimos um movimento fascial levar todos os ossos no sentido da rotação externa quando de uma inspiração e no sentido de uma rotação interna quando da expiração. É fácil entender que uma correção que necessite uma rotação externa será facilitada por uma inspiração e vice-versa. Da mesma forma, durante a inspiração, toda a coluna se endireita, todas as curvas se abrem. Durante uma expiração as curvas se fecham, e aí também estes movimentos respiratórios serão utilizados no sentido da correção.

Essa técnica pode acompanhar as correções estruturais e para nós substitui o *trust*. É igualmente utilizada com sucesso nos indivíduos hiperálgicos em começo de tratamento.

Esta correção baseada na respiração é feita em três tempos:

— Para obtermos uma boa inspiração é necessário primeiro esvaziar os pulmões. Para obtermos uma expiração ampla é necessário primeiro preencher o pulmão de ar. O primeiro tempo da correção será, então, constituído de um tempo inverso ao do tempo corretor.

— Um período de apnéia, dito tempo "de acomodação das tensões", leva o indivíduo a um tempo corretivo explosivo.

— O terceiro tempo é o tempo corretor que acompanha ou não a manobra de correção.

OS ILÍACOS

MECANISMOS DAS LESÕES

Em nosso livro sobre fisiologia vimos que os movimentos dos membros inferiores submetiam a cintura pélvica a solicitações opostas; por exemplo, em todos os movimentos alternados, corrida, marcha etc., quando um membro inferior entra em flexão o outro entra em extensão e vice-versa. Isto faz com que um ilíaco seja levado para uma retroversão pélvica e o outro, para uma anteversão. A bacia suporta assim as torções que o sistema ligamentar "absorve". Esta fisiologia particular é a razão de ser das articulações sacro-ilíacas, que não são articulações de movimento, mas articulações de amortecimento, articulações de micromovimentos.

Em seus micromovimentos de amortecimento, o ilíaco realiza rotações anteriores (no sentido de uma anteversão pélvica), e rotações posteriores (no sentido de uma retroversão pélvica).

As superfícies auriculares, uma frente a outra, encontram-se orientadas de trás para a frente e de dentro para fora. Assim, o ilíaco gira como uma roda entortada, tendo como centro o ligamento interósseo. As saliências ósseas que se encontram à frente do centro de rotação E.I.A.S., acetábulo, ramo pubiano, descem e separam-se em uma rotação anterior, sobem e aproximam-se em uma rotação posterior. As saliências que se encontram para trás, E.I.P.S., E.I.P.I., tuberosidades isquiáticas, realizam deslocamentos inversos. Além disso, as saliências que se encontram acima do ligamento interósseo; E.I.A.S., E.I.P.S., avançam; as que se encontram abaixo, ramo pubiano e tuberosidade isquiática, recuam.

Quando esses movimentos fixam-se e transformam-se em lesão, todas as saliências ósseas deslocam-se em relação ao lado oposto. É suficiente, então, compará-las para podermos fazer um diagnóstico. Isso torna o exame dos ilíacos o mais fácil da prática osteopática. A particularidade anatômica que descrevemos, isto é, a possibilidade de o líquido sinovial das articulações sacro-ilíacas passar de uma cavidade para a outra, fixa a posição nas lesões. A rotação anterior comprime primeiro a cavidade dos braços menores e empurra a sinóvia para a cavidade dos braços maiores e inversamente para a rotação posterior. O ilíaco estará desta forma em **"lesão ilíaca anterior"** quando puder ir para uma rotação anterior mas não puder ir para uma rotação posterior; estará em **"lesão ilíaca posterior"** quando puder realizar uma rotação posterior mas não uma rotação anterior.

A fisiologia também nos mostra que as articulações sacro-ilíacas não recebem nenhum peso. Elas estão completamente livres, pois o sacro "flutua" entre os dois ilíacos. Os movimentos dos ilíacos não são guiados pela forma das superfícies articulares, mas simplesmente seguem a direção das solicitações: uma tensão anterior leva o ilíaco para uma rotação anterior, uma tensão posterior leva-o para uma rotação posterior. As possibilidades de escorregamento das superfícies uma sobre a outra nos conduzem a um terceiro tipo de lesão, muito mais rara. Quando a solicitação ascendente de apoio (resistência do chão) é exercida diretamente no alinhamento do ligamento interósseo, todo o ilíaco escorrega para cima. Esse escorregamento permanece dentro das possibilidades fisiológicas, por isso não podemos falar aqui de subluxação. Os três pontos de referência para o exame sobem, e esta lesão que achamos ser sempre traumática recebe o nome de **"lesão dos três pontos altos"**.

EXAME

PONTOS DE REFERÊNCIA

Os pontos de referência necessários para o exame são simples e fáceis de serem localizados por palpação. Os três principais são: espinhas ilíacas ântero-superiores, espinhas ilíacas póstero-superiores e maléolos internos.

— As E.I.A.S. são evidentes na região anterior das cristas ilíacas.

— As E.I.P.S. são, às vezes, mais difíceis de serem situadas. São mais baixas e mais separadas na mulher, mais altas e mais aproximadas no homem. A tensão da pele sobre estas duas saliências provoca, acima da saliência glútea, duas pequeninas depressões chamadas "fossetas de Michaélis". Portanto, sob essas fossetas estamos seguros de que se encontram as E.I.P.S. Infelizmente, nem sempre elas estão presentes. Em caso de dificuldade, é suficiente colocar o paciente em anteflexão do tronco para vê-las tornarem-se salientes.

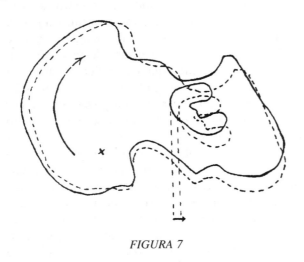

FIGURA 7

— Os maléolos internos são usados para compararmos o comprimento dos membros inferiores. Estando um contra o outro eles são mais facilmente comparáveis. Por outro lado, tendo em vista a possibilidade de uma lesão da fíbula para cima ou para baixo, os maléolos externos não seriam ideais para este teste. É fácil entender que quando o acetábulo desce numa rotação anterior, todo o membro inferior desce com ele (Fig. 7); já quando o acetábulo sobe numa rotação posterior, todo o membro inferior sobe com ele.

A avaliação desses três pontos de referência constitui o exame principal das lesões ilíacas. Para que haja uma lesão, **eles devem obrigatoriamente estar de acordo entre si.** Fisiologicamente, não pode ser diferente.

— Nas lesões ilíacas anteriores, a A E.I.A.S. e o acetábulo encontram-se mais caudais do lado da lesão. (Fig. 8) **A E.I.A.S encontra-se dessa forma mais caudal anterior e externa, o membro inferior encontra-se mais alongado**. A posição caudal da E.I.A.S. é fácil de ser avaliada, por meio da comparação com o outro lado, a posição anterior é difícil de ser avaliada e a posição mais externa é impossível. Atrás a E.I.P.S. é mais alta. **Ela se encontra cefálica, anterior e interna,** isto é, mais próxima ao sacro.

— Nas lesões ilíacas posteriores, **a E.I.A.S. encontra-se cefálica posterior e interna, o membro inferior encontra-se mais encurtado. A E.I.P.S. é caudal posterior e externa**, isto é, mais afastada do sacro. (Fig. 9)

— Enfim, quando o ilíaco escorregou para cima em uma lesão de três pontos altos, **a E.I.A.S.**

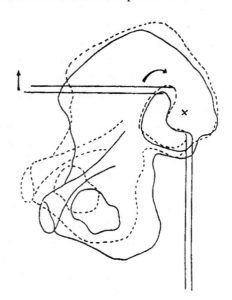

FIGURA 8

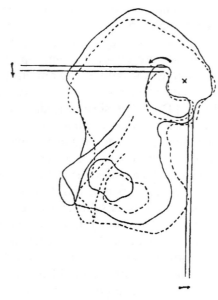

FIGURA 9

e a E.I.P.S. encontram-se mais cefálicas e o membro inferior encontra-se encurtado. (Fig. 10)

TESTES PRINCIPAIS

1 — O equilíbrio dos membros inferiores é o primeiro teste deste exame.

Acabamos de dizer que as lesões ilíacas manifestam-se seja por um alongamento funcional (ilíaco anterior), seja por um encurtamento funcional (ilíaco posterior) do membro inferior. Na avaliação deste alongamento ou deste encurtamento convém levar em conta uma eventual desigualdade estrutural dos membros inferiores.

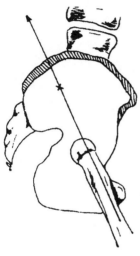

FIGURA 10

Em posição em pé, o jogo das compensações estáticas anula os efeitos de alongamento ou encurtamento causados por lesão. O alongamento funcional de uma lesão anterior é compensado por um movimento de rotação anterior do ilíaco oposto. Da mesma forma o encurtamento de uma lesão posterior é equilibrado por uma rotação posterior do ilíaco oposto. Portanto, na posição em pé é possível avaliar a verdadeira diferença de comprimento dos membros inferiores. Esta distinção tem uma importância que vamos ver um pouco mais adiante; um encurtamento de um lado pode ser interpretado como um alongamento do outro.

Nos testes que se seguem, para fazermos desaparecer toda compensação que poderia falsear o resultado, é indispensável que a bacia esteja equilibrada por um calço sob o pé do membro mais curto. A altura deste calço permitirá sabermos qual o encurtamento real, noção indispensável para avaliarmos em seguida o alongamento ou o encurtamento devido a uma lesão.

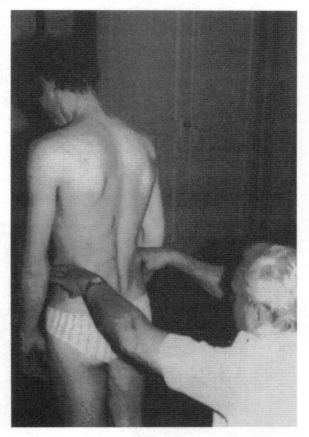

FIGURA 11

— O indivíduo encontra-se em pé, pés levemente separados (três a cinco centímetros). O terapeuta senta-se atrás dele. (Fig. 11) Em um primeiro tempo o terapeuta afunda os bordos radiais de suas duas mãos colocadas bem planas contra a cintura do cliente. Em um segundo tempo, ele deve apoiar com força suas duas mãos e especialmente os indicadores sobre as duas cristas ilíacas. Mantendo esta posição com os dois indicadores bem horizontais, ele desce seus olhos até o nível destes para avaliar e comparar a altura em que se encontram. O indicador mais baixo assinalará um encurtamento do membro inferior correspondente.

Este teste é em seguida interpretado em função do lado da lesão. Se este lado corresponder ao lado do encurtamento, o membro será dito anatomicamente mais curto de... Se este lado corresponde ao do alongamento, o membro em lesão será dito anatomicamente mais longo de..., alongamento igual ao encurtamento constatado do lado oposto.

2 — A base do exame é a comparação entre as saliências do lado da lesão e as do lado oposto suposto normal. Antes de mais nada, convém determinar o lado da lesão. Como sempre em Terapia Manual, vamos fazê-lo por meio de um raciocínio fisiológico.

Com a bacia equilibrada, o cliente em pé, solicitamos uma anteflexão do tronco. Partindo de uma anteflexão da cabeça, o cliente enrolará a coluna de cima para baixo. Isto levará o sacro para uma horizontalização, a qual levará, por sua vez, os dois ilíacos para uma anteversão. No entanto, tendo em vista as possibilidades de rotação dos dois ilíacos em relação ao sacro, estes efetuam uma rotação posterior, puxados para trás pela tensão dos músculos posteriores, antes de se deixar levar para a frente.

Imaginemos agora que um dos ilíacos não possa realizar essa rotação posterior. Seu movimento de anteversão começará antes do movimento do ilíaco oposto. Este lado é determinado pelo "teste dos polegares ascendentes".

— O cliente em pé, os dois pés separados cinco centímetros. O terapeuta sentado atrás dele, os polegares levementes pousados sobre as E.I.P.S. (Fig. 12) O paciente realiza uma lenta anteflexão do tronco. Desde que a bacia seja levada para uma anteversão, as duas E.I.P.S. sobem e vão para a frente. Se um

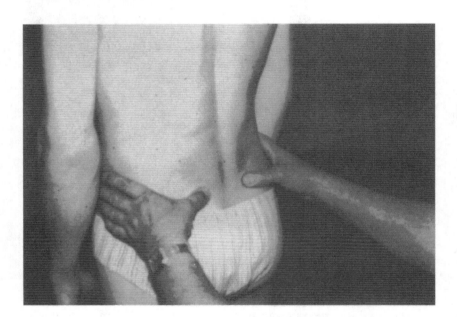

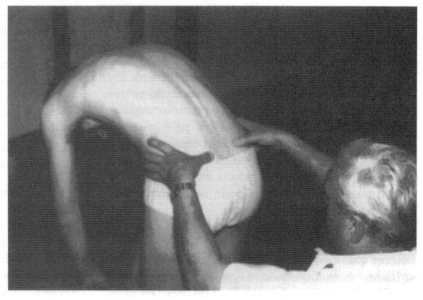

FIGURA 12

lado não pode realizar sua rotação posterior, ele começará a subir antes do outro, enquanto este último realiza a rotação. Fechando os olhos, o terapeuta perceberá facilmente o polegar que precede o outro. De qualquer forma, a defasagem entre as espinhas vai persistir até o fim do movimento. A mais alta assinalará o lado que não pode fazer a rotação posterior.

O teste dos polegares ascendentes fornece uma primeira indicação: **deste lado, o ilíaco não pode realizar a rotação posterior.** Quatro casos são possíveis:

— Por uma razão que não diz respeito à terapia manual: a ausência congênita de movimento, sacralização, rigidez por reumatismo, artrose etc. A articulação sacro-ilíaca não tem movimento. Neste caso reencontraremos o mesmo bloqueio articular quando fizermos o exame do sacro.

— O ilíaco encontra-se em lesão anterior. Não pode realizar uma rotação posterior.

— O ilíaco encontra-se em lesão posterior, rotação que ele não pode realizar uma segunda vez.

— O ilíaco encontra-se em lesão de três pontos altos.

Se o ilíaco encontra-se em lesão, esta se situará do lado do polegar ascendente. Todo exame será realizado pela comparação deste lado com o lado oposto.

3 — A comparação das E.I.A.S. é realizada em decúbito. Somente a E.I.A.S. do lado da lesão será avaliada em relação ao outro.

— O indivíduo encontra-se em decúbito dorsal; o terapeuta em pé ao lado na região da bacia equilibra com cuidado e alinha os dois membros inferiores do cliente. Coloca seus dois polegares sobre os ápices das duas E.I.A.S., depois faz com que esses escorreguem para baixo até que tombem nas depressões situadas abaixo das duas espinhas. (Fig. 13) Empurrando levemente os polegares para cima ele os aplica com força sob as espinhas. Com os dois polegares bem orientados perpendicularmente à linha média do corpo do cliente, pode então comparar a posição dos bordos superiores dos polegares. **A E.I.A.S. analisada se encontrará alta ou cefálica, baixa ou caudal.**

4 — O comprimento do membro inferior do lado da lesão é testado na mesma posição. Os dois maléolos internos são fáceis de serem comparados. Podem, na maior parte das vezes, ser analisados diretamente. Em caso de dúvida, como para o teste precedente, o terapeuta aplica seus dois polegares sob os maléolos (Fig. 14) e comparará os bordos superiores dos seus próprios polegares. O membro analisado será mais longo ou mais curto do que... Será conveniente, então, lembrar-se do encurtamento ou do alongamento verdadeiro constatado na posição em pé.

— Deitado, o membro testado é mais curto cinco milímetros. Em pé os dois membros inferiores eram iguais. **O membro encontra-se osteopaticamente encurtado (perna curta).**

— Deitado, o membro testado encontra-se mais curto quinze milímetros. Em pé encontrava-

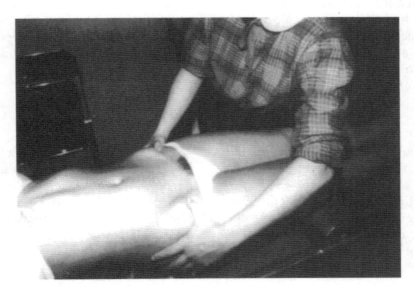

FIGURA 13

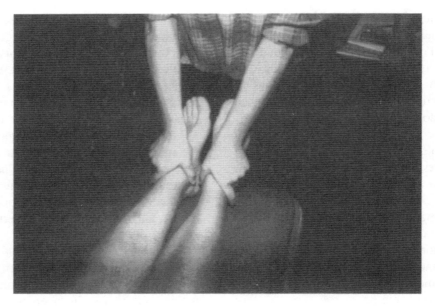

FIGURA 14

se mais curto dez milímetros. **Ele se encontra osteopaticamente encurtado (perna curta).**

— Deitado, o membro testado encontra-se mais curto dez milímetros, mas em pé ele já era mais curto dez milímetros. **Ele provavelmente não tem lesão osteopática.**

— Deitado, o membro testado é mais curto cinco milímetros, mas em pé ele encontrava-se mais curto dez milímetros. **Ele se encontra osteopaticamente mais longo (perna longa).**

O mesmo raciocínio pode facilmente ser feito para um membro anatomicamente mais longo. Em todos os casos, os termos osteopáticos "perna longa" e "perna curta" traduzem apenas o alogamento ou o encurtamento devidos à lesão, não à realidade anatômica. Eles são a soma algébrica das duas avaliações, uma feita em pé e a outra feita em decúbito. Particularmente, preferimos os termos "membro alongado" ou "membro encurtado", mais próximos da realidade.

5 — A avaliação das E.I.P.S. é realizada em decúbito ventral. É semelhante à das E.I.A.S. Os dois polegares do terapeuta são colocados perpendicularmente à linha média do corpo do cliente e aplicados fortemente sob as espinhas, seus bordos superiores comparados um ao outro. (Fig. 15) **A E.I.P.S. envolvida encontra-se cefálica ou caudal.**

Estes cinco testes constituem o exame mais importante da região dos ilíacos. São indispensáveis e devem estar todos de acordo entre si.

— **Lesão ilíaca anterior:** E.I.A.S. caudal e E.I.P.S. cefálica, perna alongada.

— **Lesão ilíaca posterior:** E.I.A.S. cefálica e E.I.P.S. caudal, perna encurtada.

— **Lesão dos três pontos altos:** E.I.A.S. cefálica, E.I.P.S. cefálica, perna encurtada.

Para afirmar que existe uma lesão, os três pontos devem corresponder entre si do lado do polegar ascendente. Mecanicamente não pode ser de outra forma. Caso contrário, o examinador cometeu um erro em algum momento, caso mais freqüente. Mesmo os mais importantes terapeutas cometem erros ou as saliências ósseas foram deformadas por tensões fasciais e não há lesão.

TESTES SECUNDÁRIOS

Ao lado deste exame principal, a literatura osteopática cita alguns pequenos testes que nós qualificaremos como secundários. Acreditamos que tenham pouco interesse. Se confirmarem o exame principal, ótimo. Se forem negativos, não querem dizer nada porque fisiologicamente são muito discutíveis.

1 — A tuberosidade isquiática e o ramo pubiano seguem os deslocamentos do ilíaco.

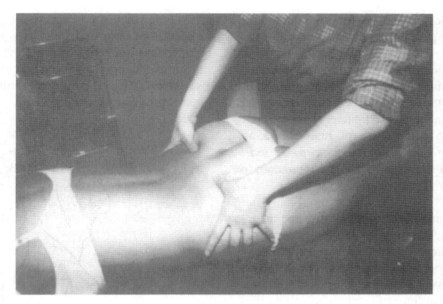

FIGURA 15

Nas lesões anteriores, a tuberosidade isquiática, que se situa atrás do centro de rotação, torna-se mais alta, mais próxima da linha média e mais posterior. Nas lesões posteriores, ela se torna mais baixa, o que perturba a posição sentada. Neste caso é também mais anterior e mais distanciada da linha média. Tudo isso é muito difícil de ser avaliado com certeza, mesmo porque esta tuberosidade tem formas muito variáveis.

Poderíamos pensar que os ramos pubianos seguem automaticamente o movimento dos ilíacos, que eles descem e recuam na rotação anterior, que sobem e avançam na rotação posterior. Não é assim. Tendo em vista a plasticidade do osso vivo, eles podem com freqüência torcer sobre si mesmos sem mobilizar a sínfise. Uma lesão da sínfise não acompanha sistematicamente uma lesão ilíaca.

2 — A prega subglútea também pode encontrar-se modificada por uma rotação do ilíaco. Ela é formada pelas fibras inferiores do grande glúteo. A rotação anterior, puxando as inserções superiores deste músculo para cima, pode fazer a prega situar-se mais cefalicamente deste lado. Por uma razão inversa, a rotação posterior poderá fazê-la mais baixa. No entanto, com exceção de lesões osteopáticas, mil razões podem igualmente modificá-las: atrofia ou hipertrofia muscular, tecido adiposo, desequilíbrio lateral da bacia, leve escoliose etc.

Ocorre o mesmo com a prega interglútea formada pelas duas massas musculares dos grandes glúteos. A rotação anterior, puxando o músculo para cima, pode fazer esta prega inclinar-se para o lado oposto. Inversamente, a rotação posterior, relaxando o glúteo, fará a prega inclinar-se para o lado da lesão. Acreditamos ser esta inclinação de difícil julgamento. Por outro lado, ela pode igualmente ser devida a muitas outras causas, as mesmas que citamos com relação à prega subglútea.

3 — As fossetas de Michaélis são resultantes da tensão da pele sobre as espinhas ilíacas póstero-superiores. É simples entender que essa tensão se exagerará para cima numa rotação anterior mas se relaxará em uma rotação posterior. Na lesão anterior a fosseta correspondente será mais alta, mais alongada e mais rasa. Já na lesão posterior, será mais baixa, mais larga e mais profunda. Tudo isso é muito teórico, uma vez que a tensão da pele pode ser influenciada por muitos outros fatores e as duas espinhas ilíacas póstero-superiores podem não forçosamente ser idênticas.

4 — O ângulo dos pés em posição de decúbito é também considerado por muitos como um sinal de lesão quando se encontra modificado. Vamos ver com o teste de Downing que a rotação externa do quadril leva o ilíaco para uma rotação anterior, a rotação interna leva-o para uma rotação posterior. A explicação fisiológica deste fenômeno nos permite negar que o contrário seja verdadeiro, isto é, que uma rotação do ilíaco leve a uma rotação do membro inferior. A rotação dos ilíacos está ligada aos rotadores do fêmur por meio dos músculos adutores. A tensão destes músculos é importante nas rotações do fêmur, e é insignificante nas rotações do ilíaco que são apenas micromovimentos. A abertura dos ângulos dos pés é praticamente sempre devida à

tensão dos músculos piriformes. Mais adiante voltaremos a falar a respeito.

5 — A modificação da prega inguinal é o último teste que vamos citar. Quando uma E.I.A.S. desce em uma rotação anterior é evidente que há um relaxamento da tensão do ligamento inguinal. A prega dessa região torna-se, assim, mais aberta, ao mesmo tempo em que o ligamento torna-se mais curto. A rotação posterior tensionaria o ligamento, o alongaria e faria a prega inguinal se fechar.

6 — Nas "Generalidades" dissemos que as dores irradiadas consecutivas às lesões osteopáticas não podiam ser interpretadas de forma útil para julgarmos a forma ou a localização exata da lesão. Como para os testes secundários, elas devem ser consideradas com muita prudência. Nas lesões ilíacas, em princípio, a rotação anterior torna sensível a região superior dos adutores (pubalgia), a rotação posterior tornaria sensível a região inferior do reto femoral, dos adutores e do sartório, isto é, a região periférica do joelho.

TESTE DE DOWNING

Para muitas escolas anglo-saxônicas o teste de Downing é a chave do exame ilíaco, no que não acreditamos. Teste delicado, induz a muitos erros atinentes às básculas frontais da bacia se nós não estivermos muito atentos. Nós o julgamos interessante, mas só o utilizamos complementando os três testes principais que são mais simples de serem realizados e mais seguros quanto aos resultados. No entanto, o teste de Downing é o único que permite diagnosticar uma lesão dupla.

Referimo-nos rapidamente à possibilidade de provocar uma rotação anterior do ilíaco pela rotação externa do fêmur, uma rotação posterior por uma rotação interna. O teste de Downing é realizado graças a essa possibilidade. Para entender, devemos lembrar dois pontos de anatomofisiologia.

— A inserção superior dos músculos adutores do quadril distribui-se ao longo de todo o ramo ísquio-pubiano, do púbis até a tuberosidade isquiática. Existem então fibras musculares pubo-femorais orientadas de frente para trás, fibras ísquio-femorais orientadas de trás para a frente. Em nosso livro sobre fisiologia, descrevemos um adutor tônico pubiano: o reto interno; e um adutor tônico isquiático, o feixe inferior do adutor magno.

— Na rotação do quadril, o fêmur não gira em torno de seu eixo diafisário, mas em torno de um eixo fictício que une o apoio da cabeça femoral, lá em cima, ao apoio do côndilo interno, embaixo. Essa disposição faz com que na rotação externa do quadril a diáfise femoral recue e na rotação interna avance.

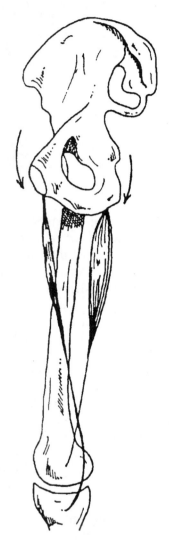

FIGURA 16

Se aproximarmos esses dois dados, veremos que na rotação externa do fêmur, os adutores pubianos são tensionados e os adutores isquiáticos relaxados. (Fig. 16)

Esta tensão anterior pubiana leva o ilíaco para uma rotação anterior. Na rotação interna do fêmur o mecanismo se inverte: a tensão dos adutores isquiáticos provoca a rotação posterior do ilíaco.

Em posição de decúbito, a rotação anterior do ilíaco alonga funcionalmente o membro inferior correspondente e a rotação posterior o encurta. Para diagnosticar uma eventual lesão ilíaca, é suficiente, por meio de rotações forçadas do fêmur, alongar e encurtar sucessivamente cada membro.

— Se um ilíaco encontra-se em lesão posterior, ele não poderá fazer uma rotação anterior nem alongar-se.

— Se um ilíaco encontra-se em lesão anterior, ele não poderá fazer rotação posterior nem encurtar-se.

Reencontramos aqui o teorema osteopático: *em uma lesão, a peça móvel pode ir no sentido da lesão, mas não pode ir no outro sentido.*

Para avaliarmos estes alongamentos e estes encurtamentos, dois traços de referência são feitos de cada lado sobre cada membro inferior. (Fig. 17) Eles são traçados na região onde as duas massas musculares correspondentes às coxas encontram-se em contato. Partindo desses traços de referência, cada alongamento e cada encurtamento será registrado por um traço feito sobre o membro oposto frente a um traço de referência que terá seguido o deslocamento para cima no encurtamento ou para baixo no alongamento. Isto é possível porque as rotações do ilíaco são fixadas durante um curto instante. A comunicação entre as duas cavidades sinoviais da articulação sacro-ilíaca é o que torna isto possível. Uma abdução do quadril levará a uma compressão sobre a cavidade dos braços menores e empurrará a sinóvia para a cavidade dos braços maiores. Esta abdução é mais eficaz se acompanhada de uma rotação interna. Da mesma forma, uma adução causará uma compressão sobre a cavidade dos braços maiores empurrando a sinóvia para a cavidade dos braços menores. Esta adução será mais efetiva se acompanhada de uma rotação externa. Em ambos os casos, o fato de uma cavidade secar durante um determinado tempo fixa a posição durante alguns segundos.

Para resumir:

— O alongamento do membro, isto é, a rotação anterior do ilíaco, é realizado por uma rotação externa forçada da coxa, posição fixada alguns segundos por uma adução. (Fig. 18)

— O encurtamento, isto é, a rotação posterior do ilíaco, é realizado por uma rotação interna forçada da coxa; a posição é fixada por uma abdução. (Fig. 19)

Devemos estar muito atentos durante estas monobras. *Nem adução nem abdução do fêmur devem provocar uma báscula frontal da cintura pélvica.* Uma báscula em abdução leva a um falso encurtamento e uma báscula em adução a um falso alongamento funcional que nada tem a ver com a lesão.

A realização do teste de Downing deve seguir uma seqüência precisa:

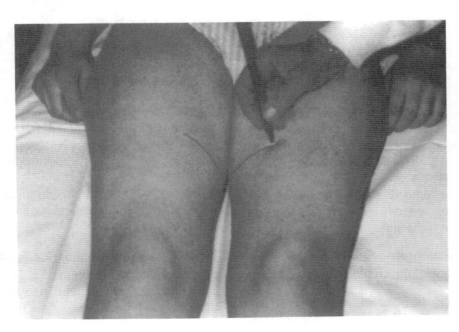

FIGURA 17

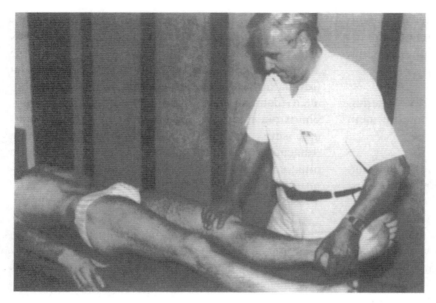

FIGURA 18

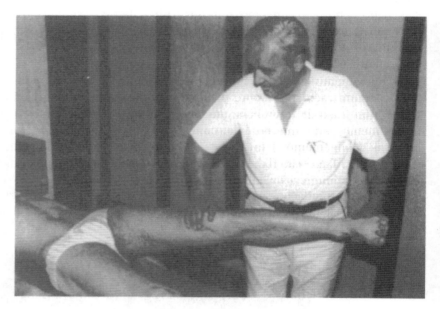

FIGURA 19

1 — Paciente em decúbito dorsal. Em um primeiro tempo, o terapeuta equilibra as sacro-ilíacas solicitando ao paciente que, com os joelhos fletidos a uns 100 graus, os pés apoiados planos sobre a mesa, ele eleve a bacia bem alto (Fig. 20), depois volte a pousá-la lentamente sobre a mesa. Os dois membros inferiores são em seguida alinhados no eixo no corpo pelo terapeuta.

2 — O terapeuta traça sobre os dois membros os traços de referência, um frente ao outro.

3 — Por meio da manobra descrita anteriormente (Fig. 10), ele encurta o membro que acha ser osteopaticamente mais curto, seja porque encontra-se em lesão posterior, seja porque o ilíaco oposto encontra-se em lesão anterior. Frente ao traço de referência do membro encurtado, ele marca sobre o membro oposto o encurtamento obtido.

4 — Reequilíbrio das sacro-ilíacas para que os traços de referência voltem a encontrar-se um frente ao outro.

5 — O terapeuta alonga o membro suposto osteopaticamente mais longo (Fig. 18), depois registra com um traço no membro oposto o alongamento obtido.

6 — Reequilíbrio das sacro-ilíacas.

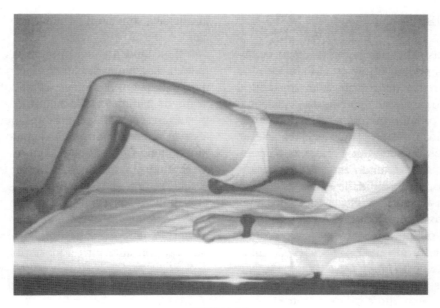

FIGURA 20

7 — Alongamento do membro precedentemente encurtado.

8 — Reequilíbrio das sacro-ilíacas.

9 — Encurtamento do membro precedentemente alongado.

O terapeuta obtém, assim, três traços sobre cada membro. Um traço central, que é o de referência, um traço superior que registra o encurtamento do *membro oposto*, e um traço inferior que registra o alongamento do *membro oposto*.

— Se os três traços são igualmente repartidos, o membro oposto se encurtou e se alongou normalmente. **Não há lesão** (A).

— Se o traço superior estiver muito vizinho do traço de referência, o membro oposto não se encurtou, não houve rotação posterior. **O ilíaco encontra-se em lesão anterior** (B).

— Se o traço inferior estiver muito vizinho do traço de referência, o membro oposto não se alongou, não houve rotação anterior. **O ilíaco encontra-se em lesão posterior** (C).

— Se os traços extremos encontram-se muito vizinhos do traço de referência, as duas rotações não ocorreram. **Existe uma lesão de três pontos altos ou uma articulação sem mobilidade.** Na realidade, a largura entre os dois traços extremos é o reflexo da maior ou menor mobilidade da articulação sacro-ilíaca. As normas situam-se entre 1 cm e 2,5 cm, levando em conta a idade do paciente.

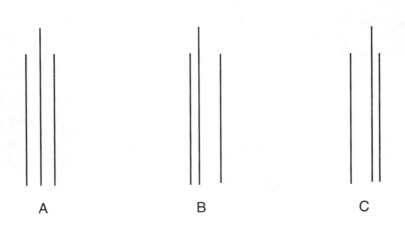

SÍNFISE PÚBICA

Como todas as saliências do osso ilíaco, os tubérculos pubianos podem seguir os movimentos de rotação: descer e recuar na rotação anterior, subir e avançar na rotação posterior. Quando estes deslocamentos do ramo pubiano acompanham uma lesão ilíaca, não podemos considerar que haja uma lesão da sínfise. Eles desaparecem em geral com a correção do ilíaco. No entanto, tendo em vista a plasticidade do osso vivo, a possibilidade que este tem de se deformar, uma lesão da sínfise pode, após uma rotação ilíaca, subsistir sozinha. Os dois ramos ílio-pubiano e ísquio-pubiano são finos e chatos, portanto facilmente deformáveis. Estas lesões são ditas "típicas", visto que apresentam todas as características da rotação que as produziu. O ramo pubiano em lesão encontra-se então alto e saliente (rotação posterior) ou baixo e afundado (rotação anterior).

Ao lado dessas lesões típicas, a sínfise pode ainda apresentar lesões que lhe são próprias, que não devem nada a uma rotação do ilíaco. A causa mais freqüente, mas não a única, seria a seqüela de parto. Ocorrem também as lesões muito freqüentes nos futebolistas (pubalgia). Devemos lembrar que em extensão do quadril a flexão é assegurada pelos músculos adutores; nesta posição o ilíaco e o psoas ainda não são capazes de assegurar este movimento. Os chutes são dados por um impulso do membro inferior devido contração dos adutores, especialmente os adutores pubianos. Esta contração brutal puxa o ramo pubiano para baixo e para a frente. Contrariamente às lesões precedentes, estas lesões, em geral traumáticas, são ditas "atípicas".

Seja qual for sua origem, as lesões da sínfise púbica são chamadas superiores quando o tubérculo pubiano encontra-se mais cefálico: típicas quando o segundo parâmetro for anterior, atípica quando for posterior. São ditas inferiores quando o tubérculo estiver mais caudal: típica quando for afundado, atípica quando for saliente. Para as correções, apenas o parâmetro superior ou inferior entra em consideração. No entanto, como os dois tubérculos pubianos podem ser anatomicamente muito diferentes, *para chegarmos ao diagnóstico de uma lesão, o exame deverá constatar dois parâmetros:* inferior ou superior, anterior ou posterior.

EXAME

O exame da sínfise é dos mais simples. Os tubérculos pubianos correspondem em geral à linha superior do sistema piloso do púbis.

— Paciente em decúbito dorsal. O terapeuta, em pé ao lado, pousa seus dois polegares sobre o abdome do paciente na região da linha do sistema piloso, a um centímetro de distância de um lado e outro da linha alba. (Fig. 21) Após tê-los afundado ligeiramente, ele os faz escorregar para baixo até que encontre o bordo dos dois tubérculos. Dessa forma julga facilmente o lado mais cefálico. Em um segundo tempo, coloca os dois polegares sobre a face anterior dos tubérculos para julgar se eventualmente um é mais anterior ou

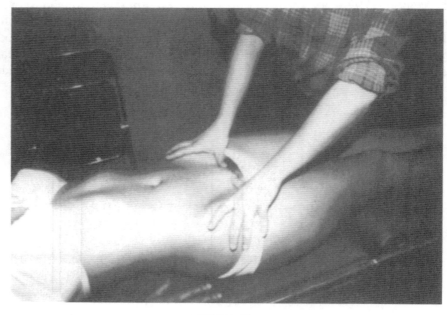

FIGURA 21

posterior. Após a avaliação dos tubérculos, resta determinar o lado da lesão. Isto é simples. A tensão da lesão torna o maciço pubiano sensível. **O lado da lesão é sempre sensível à pressão.**

AS CORREÇÕES

TEMPOS PREPARATÓRIOS

A — Pessoalmente começamos todos os tratamentos por duas manobras, que pensamos sejam indispensáveis para preparar o cliente.

I — **Pompage global**. Esta manobra, independentemente de qualquer mobilização global da fáscia, relaxa todas as tensões a distância. Muito agradável, muito relaxante, ela prepara o paciente tanto física quanto moralmente, tornando-o mais confiante.

— O paciente encontra-se em decúbito dorsal, os membros inferiores alongados mas não cruzados. Seus braços ao longo do corpo relaxados, palmas das mãos giradas para o teto.

— O terapeuta senta-se confortavelmente à cabeceira do cliente (Fig. 22), os antebraços apoiados sobre a mesa. Escorrega suas duas mãos sob a cabeça do paciente, o occipital repousando em suas palmas. Os polegares devem apoiar-se contra as têmporas, os indicadores sobre as apófises mastóides, a extremidade dos outros dedos levemente fletidas ao longo da linha curva occipital superior.

— A *pompage* é efetuada através de uma tensão suave e simétrica das duas mãos.

II — **Mobilização global da fáscia.** Esta manobra é uma excelente *pompage* linfática torácica.

— O paciente encontra-se em decúbito na posição precedente.

— O terapeuta encontra-se em pé à cabeceira, suas duas mãos colocadas uma sobre a outra sobre o esterno do cliente. O punho da mão inferior apóia-se sobre o manúbrio, o dedo médio da mão superior prende levemente o processo xifóide. (Fig. 23)

— No fim da inspiração do cliente, o terapeuta amplifica a descida do tórax por um leve empurrar sobre o manúbrio. No fim da inspiração ele amplifica da mesma forma a elevação do tórax por uma pequena tração sobre o processo xifóide. Estas duas manobras devem ser realizadas sem quebrar o ritmo respiratório do paciente.

B — As correções da cintura pélvica são as mais freqüentes na osteopatia. Não é raro encontrarmos uma lesão de três elementos associados em um mesmo paciente. Qual é a conduta neste caso? Qual lesão deve ser corrigida primeiro? Existem muitas opiniões a respeito. A mais clássica, aquela que nos foi ensinada durante nossos cursos de osteopatia, corrige o sacro prioritariamente, e a normalização do ilíaco só será realizada num segundo tempo, se necessário. Tendo encontrado muitas lesões duplas

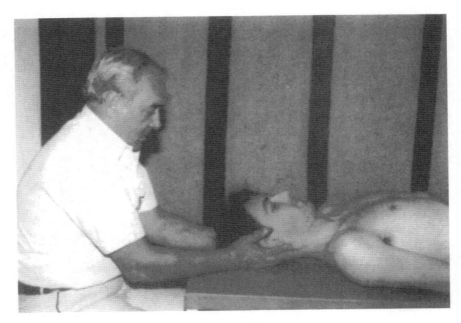

FIGURA 22

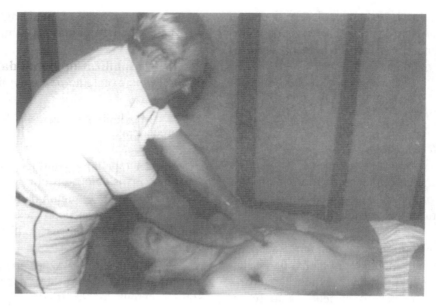

FIGURA 23

para as quais a correção sacra só foi possível após a correção ilíaca, somos menos rígidos a respeito.

As lesões ilíacas e as lesões da sínfise impõem menos problemas quando associadas. Uma lesão atípica associada a uma lesão ilíaca é uma lesão distinta. Esta dualidade, aliás, é excepcional. Em uma lesão ilíaca os sinais típicos na região da sínfise são em geral devidos à posição do ilíaco. Se eles persistem após a correção deste, a sínfise é facilmente normalizada em um segundo tempo. No entanto, encontramos alguns casos para os quais uma correção da sínfise foi indispensável para obtermos a correção do ilíaco. Desta forma, temos o hábito de preparar as correções ilíacas por manobras de reequilíbrio da sínfise.

Reequilíbrio da sínfise — O paciente encontra-se em decúbito dorsal, joelhos em flexão de 100 graus, pés próximos com as plantas apoiadas sobre a mesa.

— Terapeuta em pé na região do joelho no lado oposto ao tubérculo pubiano sensível.

Em um primeiro tempo, o terapeuta coloca seu antebraço caudal entre os joelhos do paciente (Fig. 24), depois solicita que este feche suas coxas com

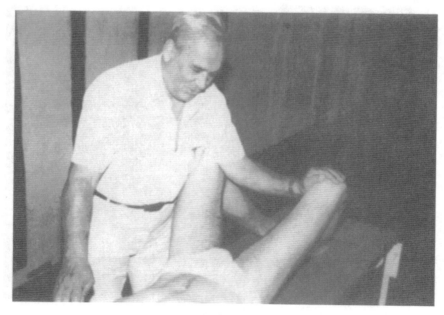

FIGURA 24

energia. Esta primeira manobra solicita contração simétrica dos adutores.

— Em um segundo tempo, o terapeuta apóia as palmas de suas mãos sobre as faces externas do joelho do paciente. (Fig. 25) Solicita que afaste energicamente as coxas e resiste até uma abdução de 15 cm a 20 cm. Relaxa bruscamente, soltando os dois joelhos, provocando desta forma uma contração reflexa simétrica dos adutores.

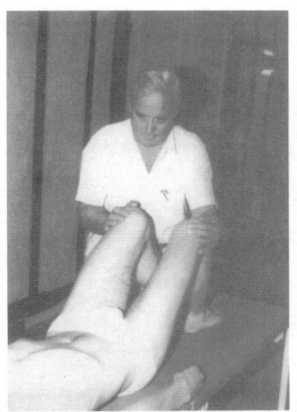

FIGURA 25

CORREÇÕES ÍLIO-SACRAS

Os tempos respiratórios — Em osteopatia moderna, sempre que possível, um tempo respiratório corretor substitui o *trust* dos anglo-saxões. Em cada segmento vamos analisar os tempos respiratórios correspondentes.

Com o teste de Downing vimos a rotação anterior do ilíaco associada à rotação externa do fêmur. A inspiração leva o ilíaco para uma rotação anterior. Da mesma forma, a rotação posterior é associada com a rotação interna do fêmur. A expiração leva o ilíaco para uma rotação posterior.

Para nossas correções ílio-sacras, a regra é simples:

— Para corrigir uma lesão anterior, devemos realizar uma rotação posterior com uma expiração.

— Para corrigir uma lesão posterior, devemos realizar uma rotação anterior com uma inspiração.

Vamos reencontrar isto com todas nossas manobras.

Primeira correção

— Paciente em decúbito dorsal em uma posição dita do bumerangue, isto é, bacia para um lado da mesa, pés e tronco para o outro lado. (Fig. 26A) Essa posição coloca os músculos laterais da coxa e do tronco em tensão do lado da convexidade, relaxando do lado da concavidade. Nesta primeira correção, a lesão é colocada para a concavidade, isto é, do lado do relaxamento muscular. O paciente coloca suas mãos sob a nuca, cotovelos aproximados.

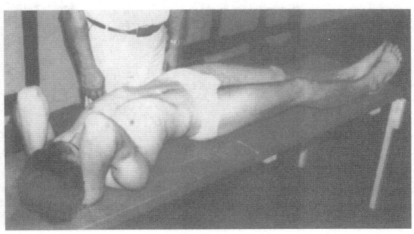

FIGURA 26A

— O terapeuta encontra-se em pé ao lado do paciente na região da bacia, do lado oposto à lesão. Por meio de uma leve rotação do tronco, pousa o cliente sobre o ombro oposto à lesão a fim de criar um ponto de apoio. Em seguida, coloca sua mão cefálica sobre o ombro do lado da lesão, o cotovelo correspondente sobre o cotovelo superior do paciente. Sua mão caudal apóia-se sobre a E.I.A.S. do lado da lesão. (Fig. 26B)

— Esta posição, por meio de um apoio sobre o cotovelo do paciente, permitirá ao terapeuta realizar uma torção do tronco deste, com o ombro apoiado sobre a mesa servindo de ponto de apoio, o braço superior servindo de alavanca. (Fig. 26B) Esta rotação, que leva sucessivamente todas as vértebras, bloqueia a dobradiça lombossacra. Ela não deve comprometer a posição do bumerangue. Quando a rotação pélvica leva junto a E.I.A.S., o que é facilmente percebido pela mão caudal, o sacro é fixado e unido à coluna.

— Para o tempo de correção, o terapeuta desloca seu corpo para cima ou para baixo sem relaxar a fixação do sacro. Com sua mão caudal, ele exerce em seguida um empurrão corretivo sobre a E.I.A.S., de baixo para cima, para corrigir uma lesão anterior por meio de uma rotação posterior, isto durante uma expiração (Fig. 26C), de cima para baixo em uma inspiração para corrigir uma lesão posterior. (Fig. 26D)

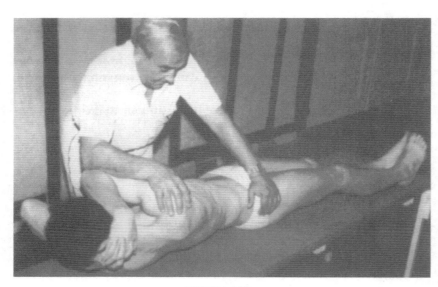

FIGURA 26B

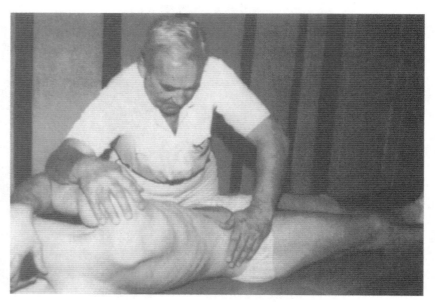

FIGURA 26C

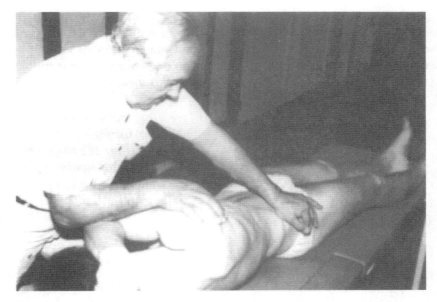

FIGURA 26D

Segunda correção

Correção de uma lesão de três pontos altos.

— O paciente encontra-se novamente na posição de bumerangue, mas aqui a lesão se encontrará do lado da convexidade. Esta convexidade, já dissemos, tensiona os músculos laterais da coxa e do tronco. A torção do tronco que virá a seguir relaxa os músculos, restando apenas a tensão da coxa que puxará o ilíaco para baixo, exatamente aquilo que a correção procura fazer. Por outro lado, o paciente cruza o membro inferior da concavidade sobre o outro. A adução da coxa assim produzida tenderá a levar o sacro para cima do lado da lesão. A articulação se encontrará desta forma presa entre duas forças opostas. Como para a correção precedente, o cliente coloca suas mãos sobre a nuca. (Fig. 27)

— O terapeuta encontra-se em pé do lado da lesão. Como para a correção precedente, ele fixa o sacro por uma torção do tronco. Sua mão caudal coloca-se em apoio sobre sua crista ilíaca em lesão.

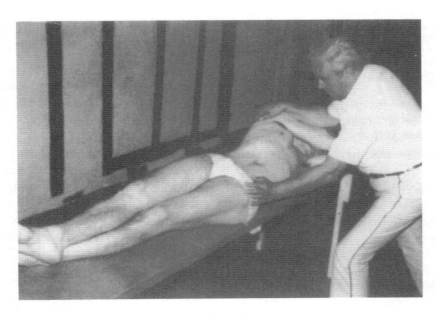

FIGURA 27

— Por meio de um empurrão rápido da mão caudal para baixo, a correção é realizada em uma expiração. Esta expiração não é aqui um tempo corretor, mas procura apenas relaxar os músculos do tronco.

Terceira correção

Esta correção é também destinada a uma lesão de três pontos altos. Pessoalmente achamos que é pouco satisfatória. No entanto, tendo sido descrita por Fryette, não podemos ignorá-la.

— Paciente encontra-se em decúbito dorsal, membro superior oposto à lesão alongado ao lado do corpo.

— Terapeuta em pé no fim da mesa. Prende com suas duas mãos o tornozelo do cliente correspondente ao membro inferior do lado da lesão. Por meio de pequenos movimentos vibratórios ele tenta relaxar o membro.

— A correção é obtida por um movimento de chicote do membro inferior, o que puxa o ilíaco para baixo (Fig. 28) enquanto o paciente alonga o membro superior oposto para cima. Devemos entender bem o que é este movimento de chicote. Não se trata de puxar o membro inferior. Ele é realizado por uma leve flexão do joelho seguida de uma extensão rápida.

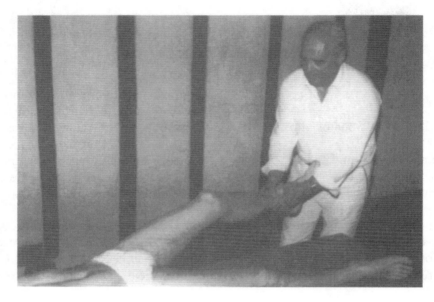

FIGURA 28

Quarta correção

A manobra descrita na posição de bumerangue nem sempre é fácil de ser realizada em indivíduos fortes ou por terapeutas fracos. Vamos descrever várias outras manobras mais simples de serem executadas.

Esta quarta correção utiliza a alavanca fêmur.

O paciente encontra-se em decúbito dorsal, a coxa do lado da lesão fletida mais ou menos 100 graus.

— O terapeuta encontra-se em pé na região do quadril do lado da lesão. Coloca suas duas mãos cruzadas sobre o joelho do paciente, depois, fletindo-se sobre seus membros inferiores, pousa seu queixo sobre suas mãos.

— A correção é obtida por um empurrar do peso do corpo do terapeuta sobre o joelho do paciente; o terapeuta realiza este movimento exagerando a flexão de seus joelhos.

* Para corrigir uma lesão posterior, a rotação anterior é realizada por um empurrar no eixo do fêmur. Esta força, ao transmitir-se ao acetábulo, fará com que desça para trás, levando dessa forma o ilíaco para uma rotação anterior. Para isso, o terapeuta colocará o joelho do paciente acima da articulação sacro-ilíaca lesada. (Fig. 29A) O empurrar se acompanhará de uma inspiração do cliente.

* Para corrigir uma lesão anterior, isto é, realizar uma rotação posterior, as coisas são um pouco mais sutis de serem entendidas. O movimento, inverso ao precedente, não deve empurrar o acetábulo para baixo e para trás, mas puxá-lo para cima e para a frente. O fêmur vai constituir aqui uma alavanca de primeiro gênero, com o fulcro no centro. O terapeuta leva a coxa do paciente para uma adução, colocando o joelho desta acima do quadril oposto. A coxa, dessa for-ma, apóia-se sobre o abdome e sobretudo sobre o ligamento inguinal e púbis. Partindo deste apoio central, o empurrar para baixo sobre o joelho fará subir a cabeça femoral que puxará desta forma o acetábulo para cima e para a frente (Fig. 29B). O ilíaco girará para uma rotação posterior. Nesta manobra, o empurrar do peso do corpo do terapeuta não deve ser exercido no eixo do fêmur, mas ser vertical no sentido do quadril oposto. A manobra é realizada durante uma expiração do paciente.

Quinta correção

Esta quinta correção destina-se a uma lesão anterior, a mais freqüentemente encontrada.

— O paciente coloca-se em decúbito ventral sobre o bordo da mesa do lado da lesão. Sua coxa correspondente encontra-se solta no vazio, o quadril em flexão máxima.

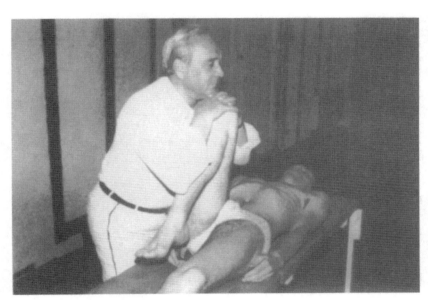

FIGURA 29A

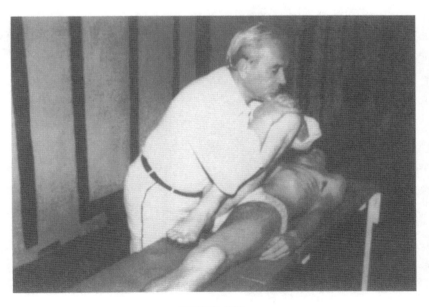

FIGURA 29B

— O terapeuta coloca-se em pé ao lado do membro em lesão, o pé do paciente pousa sobre o joelho interno do terapeuta. A mão externa segura o joelho do paciente que se encontra no vazio para equilibrar o corpo deste. A mão interna do terapeuta apóia-se desde a região do punho sobre a base sacra.

— Para a correção, flexionando seus dois membros inferiores, o terapeuta empurra o pé do paciente para a frente. Ele aumenta desta forma ao extremo a flexão do quadril, o que vai fazer girar o ilíaco para uma rotação posterior. Ao mesmo tempo, sua mão interna, empurrando a base sacra para baixo, impede a verticalização do sacro. (Fig. 30) Esta manobra é acompanhada por uma expiração do cliente.

A posição decúbito ventral permite também a correção de uma lesão posterior.

— O terapeuta encontra-se em pé do lado oposto à lesão. Sua mão caudal prende o joelho em flexão do lado da lesão, o pé correspondente repousa na dobra do cotovelo. Esta preensão lhe permite elevar a coxa em extensão, levando assim o ilíaco para uma rotação anterior. A eminência tenar de sua mão cefálica apóia-se sobre a face interna da E.I.P.S. e da parte posterior da crista ilíaca. (Fig. 31)

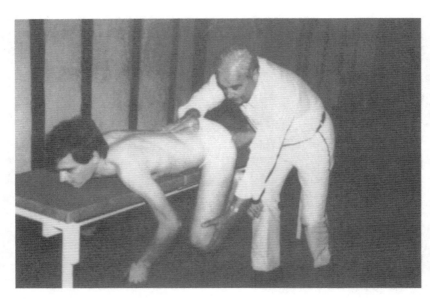

FIGURA 30

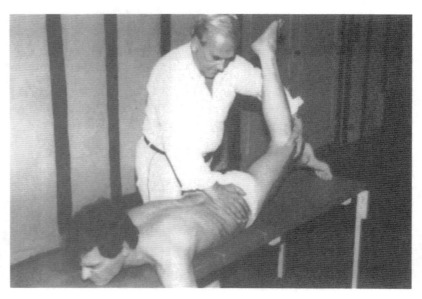

FIGURA 31

— A correção é obtida durante uma inspiração por um empurrar rápido da mão cefálica para fora, para a frente e para cima, o que abre a articulação sacro-ilíaca e leva o ilíaco para uma rotação anterior.

Sexta correção

Esta sexta correção destina-se a uma lesão anterior. É uma correção muito potente que empregamos nos casos difíceis. Exige uma posição particular que reencontraremos em várias circunstâncias. Ela é chamada "Posição de Sim", provavelmente nome derivado de seu criador.

Com a posição bumerangue, para bloquear a articulação L5-S1, fixamos o sacro por uma torção do tronco. A Posição de Sim utiliza a mesma fisiologia. O paciente encontra-se em decúbito lateral, a bacia mantida vertical por uma leve flexão das coxas. Por meio de uma torção do tronco, ele coloca o peito sobre a mesa, seus dois braços pendem lateralmente. Esta posição particular tem a vantagem de fixar o sacro sem nenhuma intervenção do terapeuta.

— O paciente encontra-se em decúbito na "Posição de Sim" sobre o lado da lesão.

— O terapeuta coloca-se frente ao paciente na região da bacia. Escorrega sua mão cefálica sob a bacia, o punho apoiando-se sobre a E.I.A.S. inferior. Seu outro braço passa por cima do paciente, apóia a palma sobre o ísquio do lado da lesão. Inclinando-se acima do paciente, ele bloqueia o ilíaco superior com seu peito. (Fig. 32)

— A correção é realizada, durante uma expiração, por um movimento de girar um volante com o ilíaco inferior. A mão cefálica empurra a E.I.A.S. para trás enquanto a mão caudal empurra o ísquio para a frente.

Sétima correção

Esta última correção utiliza a posição em pé.

— O paciente encontra-se em pé apoiado sobre o membro inferior oposto à lesão. Para tornar este apoio unipodal mais absoluto ele cruza o outro membro inferior para a frente e pousa-o no chão por intermédio de seu bordo externo. Esta posição suspende a bacia ao quadril de apoio e o faz desta forma cair do lado da lesão. A sacro-ilíaca em apoio é assim bloqueada, mas a do lado da lesão encontra-se livre.

— O terapeuta senta-se do lado da lesão. Sua mão anterior apóia-se sobre a E.I.A.S., sua mão posterior sobre a E.I.P.S. Desta forma ele pode fazer o ilíaco girar para um lado ou para outro como um volante de carro. (Fig. 33)

— A correção é realizada por um movimento de volante para a frente ou para trás. Para corrigir uma lesão anterior, durante uma expiração, o terapeuta empurra a E.I.A.S. para cima, a E.I.P.S. para baixo. Para a correção de uma lesão posterior durante uma inspiração, ele realiza uma manobra inversa.

Existem muitas outras manobras de correção dos ilíacos. Apresentamos aqui as de nossa prefe-

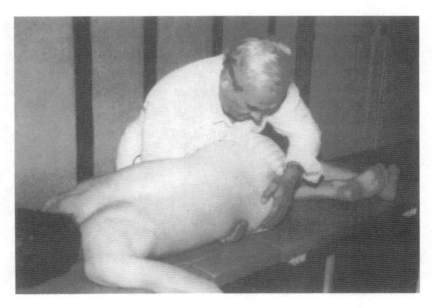

FIGURA 32

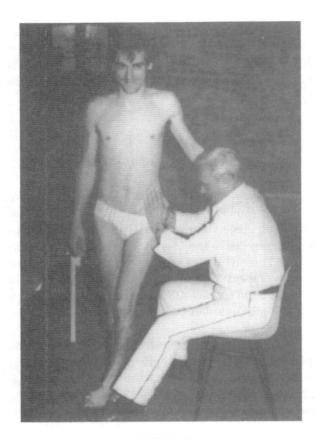

FIGURA 33

CORREÇÕES DA SÍNFISE

Primeira correção

Esta primeira correção destina-se a uma lesão superior, seja típica, seja atípica. Utiliza a fisiologia dos adutores da coxa já citada. Com o quadril em extensão, eles são flexores, particularmente os adutores pubianos, mais anteriores. Esta ação de flexão estende-se até 20 graus ou 25 graus, mais ou menos. Inserindo-se superiormente sobre o ramo pubiano, a contração destes músculos puxa este ramo para baixo, o que vamos utilizar durante nossa correção.

— O paciente encontra-se em decúbito dorsal, a coxa do lado da lesão pendendo no vazio fora da mesa.

— O terapeuta encontra-se em pé na região da bacia do lado da lesão. Sua mão cefálica realiza um contra-apoio sobre a E.I.A.S. oposta para equilibrar o paciente. Sua mão caudal apóia-se sobre o joelho do lado da lesão.

— Para a correção, o terapeuta provoca a contração dos adutores. Solicita ao paciente fletir a coxa e resiste razoavelmente até uns 30 graus, controlando o movimento. (Fig. 34A) Este exercício é repetido duas ou três vezes durante algumas inspirações. Ao final do terceiro movimento, o paciente, mantendo esta flexão, estende o joelho e depois cruza seu membro inferior sobre o outro. (Fig. 34B)

rência, aprendidas durante nossos estudos. Conhecendo a fisiologia, é fácil "inventar" outras sobre as mesmas bases. Aconselhamos, no entanto, ao osteopata iniciante realizar aquelas que acabamos de descrever. Como todo mundo, ao iniciarmos, também tentamos inovar, mas rapidamente voltamos ao que nos havia sido ensinado.

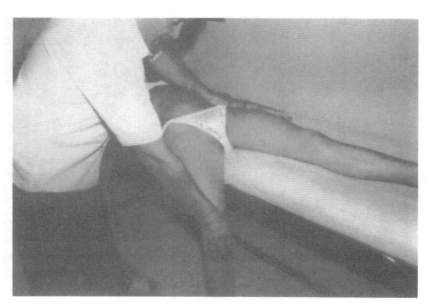

FIGURA 34A

Segunda correção

Destina-se a uma lesão inferior, seja típica, seja atípica. Utiliza-se do movimento de rotação posterior do ilíaco para fazer subir o ramo pubiano.

— O paciente encontra-se em decúbito dorsal, a coxa do lado da lesão em flexão.

— O terapeuta encontra-se em pé na região da bacia do lado oposto à lesão. Sua mão cefálica toma apoio sobre a E.I.A.S. do lado em lesão, o joelho fletido do paciente é colocado sob a axila cefálica do terapeuta. A mão caudal do terapeuta apóia-se sobre o ísquio. (Fig. 35)

— A correção utiliza o movimento de volante do ilíaco. Com seu braço, o terapeuta exerce uma leve pressão sobre a face externa do joelho que se encontra sob a axila. Esta adução tende a abrir a sacro-ilíaca. Durante uma expiração do paciente, ele empurra a E.I.A.S. para trás e puxa com sua mão caudal o ísquio para a frente.

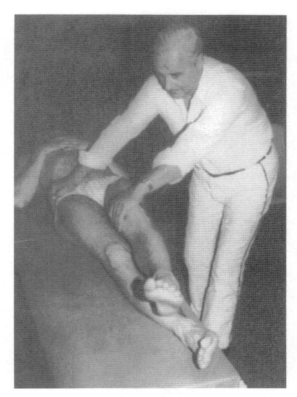

FIGURA 34B

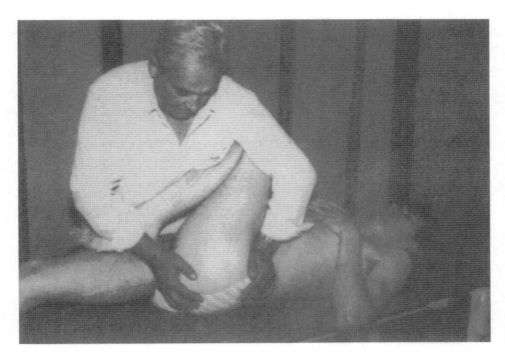

FIGURA 35

O SACRO

O sacro é a segunda porção da cintura pélvica e sua posição decorre dos movimentos do tronco. De qualquer forma, apesar de suas vértebras estarem soldadas, trata-se de um seguimento vertebral e está submetido às mesmas leis que regem as vértebras. Como é também um segmento da cintura pélvica, sua fisiologia é adaptar os movimentos raquidianos, especialmente aqueles de L5 à bacia. L5 e o sacro formam a dobradiça lombossacra, uma dupla mecânica indissociável. O movimento de uma parte leva inevitavelmente a um movimento paralelo da outra. Se L5 vai em flexão, o sacro vai em extensão. Se L5 vai em extensão, o sacro vai em flexão. Se L5 vai em lateroflexão, cria-se um eixo oblíquo para este lado. Se L5 vai em rotação, o sacro coloca-se em torção para o lado oposto. É dentro desta fisiologia que vamos encontrar as lesões.

Devemos lembrar os movimentos do sacro. Assim como os movimentos do ilíaco, trata-se apenas de micromovimentos de amortecimentos que "absorvem" as solicitações opostas entre a cintura pélvica e a coluna.

Como lembramos com respeito aos ilíacos, as articulações sacro-ilíacas não são articulações de apoio. Em seu berço ligamentar, o sacro "flutua" entre os ilíacos. Em posição de decúbito ventral, é fácil, por leves apoios, fazê-lo flutuar como uma prancha de madeira sobre uma superfície líquida. Como todos os corpos flutuantes, o sacro tem um "centro de flutuação", verdadeiro centro de gravidade dessa flutuação. *Ele está situado na região do corpo da segunda vértebra sacra.* **Todos os movimentos do sacro entre os ilíacos são movimentos de báscula de lado e outro deste centro de flutuação.** Quando tudo que está acima de S2 (base sacra) vai para a frente, tudo que está abaixo (ápice) vai para trás e vice-versa. Vimos na fisiologia que estas "básculas" realizam-se em torno de um eixo transversal nas flexões-extensões, e em torno de um eixo oblíquo nas torções.

Em nosso estudo, quer estejamos tratando do mecanismo das lesões, do exame ou das correções, devemos sempre considerar toda a dobradiça lombossacra, isto é, a lesão de L5 e lesão paralela do sacro. Repetindo, as duas peças encontram-se ligadas e formam um conjunto. Tendo em vista que esse mecanismo é influenciado por uma força descendente, muitos consideram que a lesão de L5 é responsável pela posição em lesão do sacro. Pessoalmente temos a certeza de que muitas lesões do sacro são primárias. Vimos, por exemplo, que a marcha era realizada por uma sucessão de eixos oblíquos. Seja lá como for, as duas peças são mecanicamente inseparáveis, são julgadas juntas e não podem ser corrigidas uma sem a outra.

MECANISMOS DAS LESÕES

LESÕES FISIOLÓGICAS

A — Quando L5 se imbrica entrando em flexão (póstero-flexão), o sacro entra em extensão. Em seu movimento para a frente, a base mergulha para a frente e para baixo, o ápice sobe para trás. Em uma lesão, o ápice sacro irá bem para trás e para cima com a flexão lombar, mas não irá para a frente e para baixo com a extensão de L5.

Quando L5 se desabita em extensão (anteflexão), o sacro entra em flexão. Em seu movimento, a base recua e sobe, o ápice (A.I.L.) desce e avança. Em uma lesão, o ápice vai bem para a frente e para baixo para acompanhar uma extensão lombar, mas não vai para trás e para cima durante uma flexão.

Ao lado dessas duas lesões simples do movimento vertebral sagital, duas outras lesões são mais difíceis de serem admitidas quando não temos noção da plasticidade do osso vivo. São as lesões unilaterais em flexão ou em extensão. Isto é freqüente quando uma articulação sacro-ilíaca encontra-se bloqueada, seja qual for a razão deste bloqueio: artrose, artrite, anquilose congênita ou traumática, sacralização de L5 etc. O sacro só pode, então, **deformando-se**, fazer uma flexo-extensão compensadora do lado livre. Este movimento unilateral poderá causar uma lesão unilateral num sentido ou em outro.

B — Quando L5, como todas as vértebras, faz um movimento de lateroflexão-rotação, o sacro, não tendo nem possibilidade de lateroflexão nem possibilidade de rotação entre os ilíacos, compensa o movimento de L5 por uma torção sobre um eixo oblíquo.

1 — O *eixo oblíquo criado pela lateroflexão de L5 bloqueia o movimento do braço menor do lado dessa lateroflexão e o movimento do braço maior do outro lado.*

2 — *A torção só pode ser feita por um movimento de báscula devido aos deslocamentos simultâneos e inversos da hemibase sacra do lado oposto ao eixo oblíquo e do ápice do eixo oblíquo.*

3 — *Nas lesões, a lateroflexão de L5 será sempre do lado do eixo oblíquo que ela terá causado.*

4 — *Quando uma peça se desloca em relação a uma outra, podemos considerar que, mecanicamente, as duas encontram-se deslocadas em sentido inverso. A torção do sacro será desta forma oposta à rotação de L5.*

Durante o exame, vamos usar esta fisiologia que estudamos em nosso tratado. É fácil determinar a posição do sacro e suas possibilidades de mobilidade. É ele que nos dará a posição de L5, a correção sendo feita sobre uma ou outra peça.

Quando L5 encontra-se em lateroflexão e rotação para o mesmo lado (lesão R.S.), a torção do sacro é para o lado oposto ao eixo oblíquo e à inclinação de L5. **A hemibase sacra móvel (oposta ao eixo oblíquo) está posteriorizada, o ápice móvel (do lado do eixo oblíquo) anteriorizada e seu A.I.L. (ângulo ínfero-lateral) encontra-se em posição ântero-superior em relação ao ângulo do lado oposto.** Na região da dobradiça lombossacra, a faceta do lado do eixo oblíquo (S de L5) encontra-se imbricada, a do lado oposto desabitada. A base sacra tendo recuado deste lado, fará com que o sacro se encontre em posição de flexão e a coluna lombar em extensão. Nas lesões de L5 em R.S. a coluna lombar tenderá a colocar-se em extensão. Para nós, isto será um sinal útil durante um exame.

Quando L5 estiver em lateroflexão e rotação de lados opostos (lesão S.R.), a torção sacra ocorrerá para o lado do eixo oblíquo oposto à rotação de L5. **A hemibase sacra móvel (oposta ao eixo oblíquo) encontra-se para a frente e para baixo em posição de extensão sacra, o ápice móvel (do lado do eixo oblíquo) posterior, seu A.I.L. póstero inferior.** Esta posição de extensão da hemibase modifica sensivelmente o aspecto da lesão de L5. Deste lado, oposto à lateroflexão, a faceta articular de L5 deveria encontrar-se em desabitação, mas a extensão sacra imbricou a faceta de S1 sob ela. A lesão transforma-se assim, ao menos parcialmente, em uma lesão de L5 em flexão-rotação sobre uma torção sacra. É uma situação freqüentemente encontrada em escolioses ascendentes. Ao contrário da lesão em R.S. o conjunto da coluna lombar vai facilmente no sentido de uma flexão global.

Nas lesões em S.R. de L5, uma outra posição do sacro pode ainda vir modificar as coisas. Com a fisiologia, vimos que a horizontalização do sacro sobre uma bacia em anteversão colocava os ligamentos íliolombares em tensão. Vimos também que nesta situação, tendo em vista a obliqüidade para baixo e para a frente do feixe sacro-ílio-transverso, o avanço da hemibase sacra podia levar L5 para uma torção. A rotação de L5 poderia encontrar-se assim oposta à rotação de lesão inicial; dessa forma, a lesão em S.R. se transforma em uma falsa lesão R.S.

Todas as lesões do sacro e de L5 em R.S. ou S.R. vão se qualificar por dois aspectos: o da torção sacra e o do eixo oblíquo. Definiremos dessa forma lesões em torções direita sobre eixo oblíquo esquerdo, em torção esquerda sobre eixo oblíquo esquerdo, em torção direita sobre eixo oblíquo direito e em torção esquerda sobre eixo oblíquo direito. Na prática, para simplificar as coisas, exprimiremos em primeiro lugar o lado da torção, seguido pelo eixo oblíquo: lesão direita-esquerda, esquerda-esquerda, direita-direita, esquerda-direita. Esta é a denominação clássica das lesões do sacro em torção.

Nossa experiência pedagógica nos mostrou quanto esta dupla noção do lado do eixo oblíquo e do lado da torção tornava-se rapidamente confusa para os alunos. Para simplificar, preferimos falar simplesmente de **"torção do sacro do lado do eixo oblíquo"** e de **"torção do sacro do lado oposto ao eixo oblíquo".** Aqui está o nosso raciocínio:

— a lateroflexão (S) de L5 é sempre para o lado do eixo oblíquo.

— a torção do sacro é sempre para o lado oposto à rotação (R).

— em uma lesão de L5 em R.S. (rotação e lateroflexão para o mesmo lado), a torção é para o lado oposto à lateroflexão e à rotação, portanto para o lado oposto ao eixo oblíquo.

Em uma lesão de L5 em S.R. (lateroflexão e rotação de lados opostos), a torção ocorre do lado da lateroflexão, portanto, do lado do eixo oblíquo.

Resumindo as coisas para interpretá-las facilmente durante o exame, diremos:

1 — um sacro em torção do lado do eixo oblíquo (A.I.L. póstero-inferior) corresponde a uma lesão de L5 em S.R.

2 — um sacro em torção do lado oposto ao eixo oblíquo (A.I.L. antero-superior) corresponde a uma lesão de L5 em R.S.

LESÕES TRAUMÁTICAS

Em "Generalidades", dissemos que todas as lesões osteopáticas eram fisiológicas. Da mesma forma que fizemos para o ilíaco, devemos lembrar de uma exceção para o sacro. As superfícies planas das articulações sacro-ilíaca, sobretudo a falta de coaptação entre elas, autoriza micro-escorregamentos. Consideramos este tipo de lesão como lesões osteopáticas da mesma forma que o fizemos para a lesão dos três pontos altos.

Estas lesões particulares são sempre de origem traumática. Seguem-se a um choque direto sobre o sacro ou a uma queda brutal sobre os pés ou ísquios. Sob o efeito deste choque direto ou indireto, o sacro, em forma de cunha para trás, escorrega para a frente e eventualmente para baixo entre os ilíacos. O caso mais freqüente é o escorregamento para a frente. A lesão é dita então **"sacro anterior"**. Ela resulta praticamente sempre de um choque direto. O segundo caso, mais raro, acompanha uma queda sobre os pés ou sobre os glúteos, o avanço do sacro associa-se a um escorregamento para baixo. A lesão leva o nome de **"sacro congelado"**, porque todos os movimentos neste caso passam a ser impossíveis. Como para a lesão ilíaca dos três pontos altos, aqui também não podemos falar de subluxação.

O diagnóstico destas lesões é simples. Em primeiro lugar, como são resultado de um trauma recente, são em geral dolorosas. O sacro ao escorregar para a frente, faz com que os ilíacos pareçam mais aproximados entre si. As duas E.I.P.S. aproximam-se da linha média. Muito próximos ao sacro, os hemi-sulcos praticamente desaparecem à palpação. É freqüente também encontrarem-se casos unilaterais.

EXAME

PONTOS DE REFERÊNCIA

1) **E.I.P.S.** — Já utilizamos as espinhas ilíacas póstero-superiores para o exame dos ilíacos. Elas nos permitiram diferenciar a base sacra do ápice. No plano anatômico, as duas E.I.P.S. situam-se sobre um mesmo plano horizontal dos dois istmos sacro-ilíacos e o corpo da segunda vértebra sacra. Correspondem ao eixo de flexo-extensão do sacro. A base sacra encontra-se acima, o ápice, abaixo. Por outro lado, quando há um eixo oblíquo, um dos braços maiores é móvel sobre um braço menor fixo, do outro lado o braço menor é móvel sobre um braço maior fixo. Aí, uma vez mais, a linha das E.I.P.S. vai nos permitir testar a mobilidade dos braços menores e a mobilidade dos braços maiores.

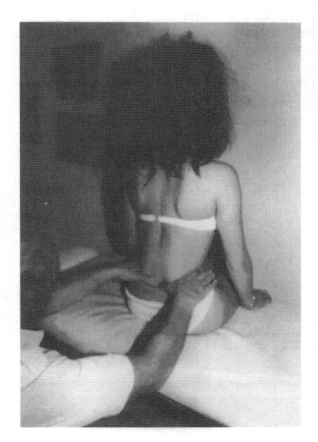

FIGURA 36

2) E.I.P.I. — O nível das espinhas ilíacas póstero-inferiores permite avaliar o equilíbrio sagital da bacia. Lembramos que as E.I.P.I. e as E.I.A.S. encontram-se sobre o mesmo plano horizontal quando a bacia está bem equilibrada. Uma anteversão é sinal de um sacro horizontal. Vimos a incidência desta posição sacra em uma lesão S.R. de L5.

3) A.I.L. — Os ângulos ínfero-laterais do sacro são um elemento capital para o diagnóstico das lesões sacras. A comparação entre eles permite determinar a posição do ápice. São facilmente palpáveis, situados de um lado e de outro do ápice da prega interglútea e formados pelos bordos laterais inferiores do sacro.

4) L5 — A quinta lombar é igualmente simples de ser localizada. A interlinha L4-L5 e a espinhosa de L4 encontram-se sobre o mesmo plano horizontal que os dois vértices das duas cristas ilíacas. Quando, sentado atrás do paciente, o terapeuta coloca suas mãos em torno da cintura dele com seus indicadores apoiados sobre as cristas ilíacas (Fig. 36), seus polegares caem automaticamente sobre a espinhosa de L5. Por outro lado, esta espinhosa é puntiforme, contrariamente às outras lombares que são largas. Ela é igualmente a segunda partindo de baixo, a de S1 é independente da crista sacra. Enfim, utilizamos as apófises transversas de L5 para testar a rotação. Elas se encontram em um plano profundo de um lado e de outro e levemente acima da espinhosa, na altura da região posterior das cristas ilíacas, que são facilmente palpáveis nessa região.

5) Os hemi-sulcos — são os sulcos perceptíveis de cada lado entre a porção posterior das cristas ilíacas e a base sacra, acima das E.I.P.S. É fácil entender que eles são mais profundos quando a base sacra encontra-se para a frente e mais fechados e menos profundos quando encontra-se para trás, isto bi ou unilateralmente.

EXAME

1) Equilíbrio sagital da bacia – Um primeiro exame em posição em pé permitirá avaliar o equilíbrio sagital da bacia e uma eventual horizontalização do sacro. Para isso, o terapeuta deve situar a E.I.P.I. praticamente impossível de ser palpada na maioria dos pacientes. Anatomicamente, ela se encontra a três dedos do paciente abaixo da E.I.P.S. Para testar o equilíbrio pélvico, esta indicação é suficiente. Apenas o nível da E.I.P.I. é importante, não sua palpação. Além disso, não é necessária uma enorme precisão.

— O paciente encontra-se em pé, os pés levemente separados, os membros inferiores equilibrados quanto ao comprimento como fizemos para o exame do ilíaco.

— O terapeuta encontra-se sentado atrás do paciente. Tendo encontrado o nível de uma das E.I.P.S., ele coloca três dedos do paciente sob esse ponto de referência. (Fig. 37A) Com o indicador da mão interna, ele situa o nível da E.I.P.I. correspondente, depois coloca na frente seu outro indi-

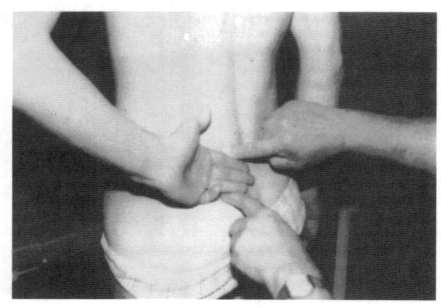

FIGURA 37A

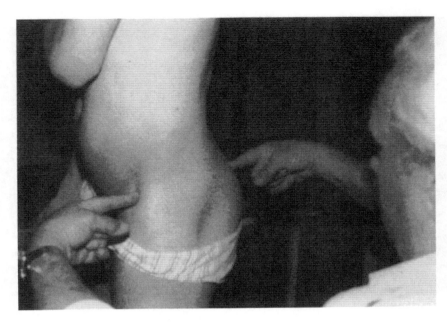

FIGURA 37B

cador sobre E.I.A.S. (Fig. 37B) A comparação dos dois indicadores mantidos bem horizontais e perpendiculares ao corpo permitirá avaliar a posição da bacia. Se eles estiverem numa mesma horizontal, a bacia está equilibrada; se o indicador anterior estiver mais baixo, é sinal de uma anteversão e o sacro se encontrará horizontal. Se o indicador anterior estiver mais alto, é sinal de uma retroversão. Existe uma tolerância de um centímetro para anteversão para as mulheres, de um centímetro para retroversão nos homens. Nenhuma tolerância nas crianças.

2) Polegares ascendentes — O teste dito de polegares ascendentes orienta todo exame do sacro. Sua fisiologia é comparável à que descrevemos para os ilíacos, mas aqui o teste realiza-se na posição sentada. Nesta posição, o paciente apóia-se sobre os ísquios; os ilíacos não serão envolvidos na anteflexão do tronco. No enrolamento para a frente, a extensão lombar leva o sacro em flexão. Os ilíacos serão em seguida levados apenas por uma leve inclinação anterior, a base sacra recua, os dois braços menores escorregam para trás, o ápice avança, os dois braços maiores escorregam para baixo. Como para o teste de movimento dos ilíacos, se um dos braços menores ou um dos braços maiores não faz seu movimento, a tensão de plano profundo será deste lado mais precoce e mais importante. É isto que o terapeuta deve perceber.

— O paciente encontra-se sentado sobre uma mesa, pernas soltas no ar, coxas completamente apoiadas. O bordo da mesa corresponde aos cabos poplíteos. O tronco é mantido reto sem rigidez.

— O terapeuta encontra-se sentado atrás do paciente. Num primeiro tempo, pousa seus polegares na região da base sacra (Fig. 38A), cerca de 1,5 cm acima da linha da E.I.P.S. Seus polegares não se encontram apoiados, mas apenas em leve contato com o plano aponeurótico subcutâneo. Fecha seus olhos, concentra-se sobre seus polegares, depois solicita ao paciente uma lenta anteflexão completa do tronco. Se um dos braços maiores não fizer o movimento, o polegar deste lado perceberá uma tensão mais precoce e rapidamente mais intensa que a do lado oposto. Por outro lado, seus polegares seguem as tensões e aquele do lado imóvel estará mais alto no fim do movimento. Em um segundo tempo, o terapeuta realiza o mesmo teste sobre o ápice para julgar o movimento dos braços maiores. (Fig. 38B)

Três situações podem apresentar-se como resultado deste teste:

a. Nas duas regiões, a da base e a do ápice, os polegares perceberam tensões semelhantes e subiram juntos. Duas coisas são possíveis: uma ausência de lesão sacra ou uma lesão sagital em flexão ou em extensão. O erro que não se deve cometer é pensar que este teste negativo é sinal de uma ausência de lesão. O teste dito de "resposta dos A.I.L." deverá precisar o diagnóstico.

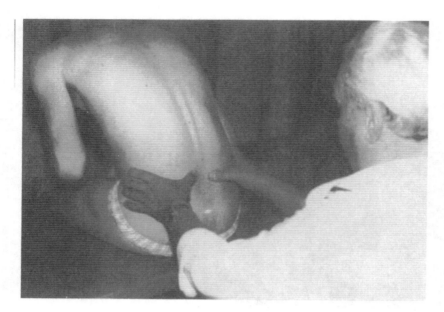

FIGURA 38A

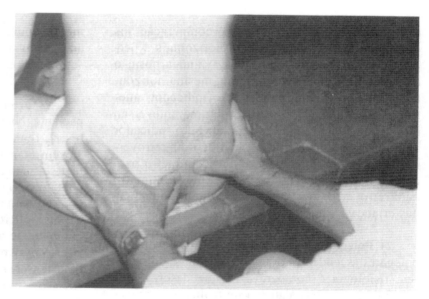

FIGURA 38B

b. Na região da base sacra, um dos polegares percebeu mais tensão e subiu mais alto. É sinal de que deste lado o braço menor não realizou seu movimento. Na região do ápice, o polegar do lado oposto também percebeu mais tensão e subiu mais alto. O braço maior deste lado não realizou seu movimento. O braço menor bloqueado de um lado e o braço maior do outro formam um eixo oblíquo que assume o nome do braço menor. **A lateroflexão responsável por este eixo oblíquo será deste lado.** O teste dito "palpação dos A.I.L." determinará o lado da torção sacra.

c. Os dois polegares ascendentes encontram-se do mesmo lado. Deste lado, nem o braço menor nem o braço maior realizaram o movimento. A articulação sacro-ilíaca correspondente está anquilosada por uma causa que nunca é osteopática. Uma lesão em flexão ou em extensão do lado oposto é possível, mas não obrigatória. Neste caso, o polegar era também ascendente do mesmo lado no exame ilíaco.

3) **Resposta dos A.I.L.** — O teste dito de "respostas do A.I.L." é o que preferimos e usamos para todos os diagnósticos sacros.

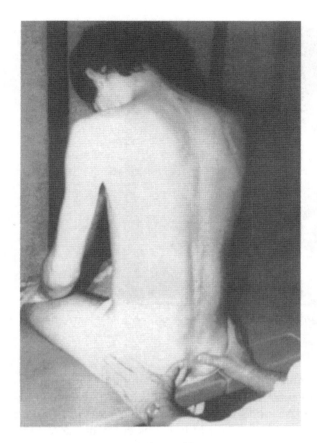

FIGURA 39

Quando um paciente, sentado sobre seus ísquios, isto é, sem possibilidade de rotação dos ilíacos, faz uma anteflexão da cabeça e coluna cervical, por meio dos jogos das tensões fasciais toda a coluna é levada nesse mesmo movimento. As facetas articulares das vértebras vão para uma desabitação, a coluna lombar entra em extensão e o sacro em flexão. Durante esta flexão, o ápice vai para a frente mas sobretudo desce, movimento fácil de ser percebido. Da mesma forma, a póstero-flexão da cabeça e da coluna cervical provoca uma flexão lombar e uma extensão sacra. O ápice recua, mas sobretudo sobe. Nosso teste utiliza estes dois movimentos.

— Paciente sentado sobre a mesa, pernas soltas, tronco reto e descontraído.

— O terapeuta sentado atrás do paciente com os dois polegares levemente pousados sobre o ápice sacro. O paciente executa lentamente uma anteflexão da cabeça e os polegares do terapeuta são levados na descida do sacro. Da mesma forma, quando o paciente realiza uma póstero-flexão da cabeça, o terapeuta procura perceber a subida. (Fig. 39) Aqui devemos nos lembrar muito bem da fisiologia. O movimento do sacro não é percebido durante toda a duração da anteflexão e da póstero-flexão da cabeça. A anteflexão parte de cima; a descida do sacro será percebida apenas no fim do movimento. Por outro lado, a póstero-flexão parte de baixo; a subida do sacro será percebida desde o inicio do movimento.

Três possibilidades:

— O ápice sacro desce e sobe: não há lesão.

— O ápice desce mas não sobe: o sacro encontra-se em lesão de flexão.

— O ápice sobe mas não desce: o ápice encontra-se em lesão de extensão.

Utilizamos também este teste nos casos de eixo oblíquo. A lesão pode sempre ir no sentido do exagero (vai no sentido da lesão). Em uma torção sacra oposta ao eixo oblíquo, o A.I.L. móvel ântero-superior poderá descer mas não subir. Em uma torção sacra do lado do eixo oblíquo, o A.I.L. móvel póstero-inferior poderá subir mas não descer. Para determinar a torção sacra é suficiente proceder como para o teste sagital, percebendo o movimento do A.I.L. móvel, aquele do lado do eixo oblíquo. Se ele desce na anteflexão da cabeça, mas não sobe na póstero-flexão, o sacro encontra-se em torção para o lado oposto ao eixo oblíquo: **L5 está em lesão R.S.** Se ele não desce do lado da anteflexão da cabeça mas sobe na póstero-flexão, encontra-se em **torção para o lado do eixo oblíquo: L5 em lesão S.R.**

4) Palpação dos A.I.L. — A palpação dos A.I.L. é o teste mais clássico para determinar-se a torção sacra. Em fisiologia vimos que o eixo oblíquo era duplamente oblíquo: no plano vertical e no plano horizontal. O A.I.L. móvel (do lado do eixo oblíquo) desloca-se dessa forma em relação ao lado fixo, de acordo com dois parâmetros: um parâmetro anterior ou posterior, correspondendo à obliqüidade vertical do eixo, um parâmetro inferior ou superior, correspondendo à obliqüidade horizontal. Na torção oposta ao eixo oblíquo, o A.I.L. é anterior e superior; na do mesmo lado do eixo oblíquo ele é posterior e inferior. Para determinar o lado da torção sacra, é suficiente comparar o A.I.L. móvel com o seu homólogo oposto. Se ele é **ântero-superior**, a torção sacra é do lado oposto ao eixo oblíquo: **L5 encontra-se em lesão R.S.** Se ele é **póstero-inferior** a torção sacra encontra-se do lado do eixo oblíquo: **L5 encontra-se em lesão S.R.**

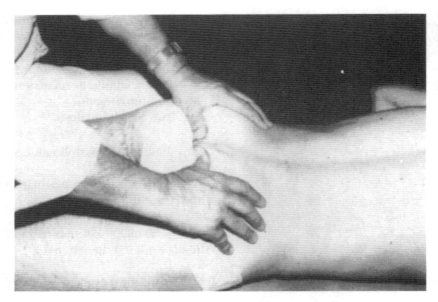

FIGURA 40

— O paciente encontra-se em decúbito ventral, os braços pendem de cada lado da mesa. A cabeça encontra-se reta para evitar qualquer rotação do conjunto raquidiano.

— O terapeuta encontra-se em pé ao lado do cliente na altura da bacia. Pousa seus polegares planos de um lado e do outro no ápice da prega interglútea, depois os faz escorregar para baixo até que eles caiam em um vazio sob os A.I.L. (Fig. 40) Ele aplica então fortemente as polpas dos polegares sob os A.I.L. para estimar se aquele do lado do eixo oblíquo é mais alto ou mais baixo. Em seguida, realiza um quarto de giro para cima com os polegares e os coloca sobre a face posterior do osso para estimar a anteriorização ou a posteriorização.

— Este mesmo teste permite determinar uma lesão unilateral em flexão ou em extensão. Do lado oposto à sacro-ilíaca anquilosada, o A.I.L. será posterior em uma lesão unilateral em extensão, anterior em uma lesão unilateral em flexão, sem que haja aqui o parâmetro cefalocaudal.

5) Rotação de L5 — Como o sacro equilibra a rotação de L5, sabemos que esta rotação será fisiologicamente sempre de sentido inverso. É sempre assim quando a torção sacra acompanha-se de um recuo da hemibase móvel, isto é, em uma lesão em R.S. de L5. Vimos que as coisas podem ser menos absolutas para as lesões em S.R. nas quais a hemibase móvel vai para baixo e para a frente. Seus ligamentos ílio-lombares encontram-se tensionados por uma horizontalização do sacro, o avanço da hemibase pode levar L5 para uma rotação oposta à rotação de lesão. Em todos os casos de sacro horizontal, uma lesão em R.S. (A.I.L. póstero-inferior) demandará uma avaliação da rotação de L5.

— O paciente encontra-se em decúbito ventral, os braços pendem de cada lado da mesa, a cabeça encontra-se em posição reta.

— O terapeuta encontra-se em pé, ao lado do cliente, na altura da bacia. Afunda seus polegares de um lado e outro na linha média na região das transversas. (Fig. 41) É lógico que não se pretende palpar as transversas. Elas se encontram sob as massas musculares. É suficiente agir sobre elas por meio das partes moles. Um polegar "injeta" a rotação pela pressão sobre a transversa, o outro percebe a posteriorização da transversa oposta. Como sempre, esse teste é feito dos dois lados, a vértebra se encontrará em lesão de rotação do lado para onde este movimento terá sido percebido se do outro não o foi.

6) Mobilidade do Sacro — Não sabemos a quem atribuir a expressão, mas ela é clássica em osteopatia: "o sacro flutua entre os ilíacos". É uma imagem perfeita para descrever a suspensão ligamentar do sacro. Lembramos no início deste capítulo que o centro de gravidade desta flutuação situa-se na região do corpo da segunda vértebra sa-

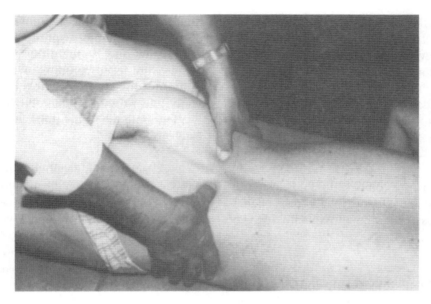

FIGURA 41

cra. Um apoio para a frente sobre o sacro (base) eleva a parte posterior (ápice) e vice-versa, e um apoio à esquerda eleva a parte direita etc.

O paciente encontra-se em decúbito ventral, os braços pendem de cada lado da mesa, a cabeça mantida em posição reta.

— O terapeuta encontra-se ao lado, na região da bacia. O polegar e o indicador da sua mão cefálica repousam sobre a base sacra; o polegar e o indicador de sua mão caudal sobre o ápice na região dos A.I.L. (Fig. 42)

a. O teste dos polegares ascendentes foi negativo:

— Em um primeiro tempo, a mão caudal é receptora. O polegar e o indicador cefálicos apóiam-se levemente sobre a base sacra. Este apoio deve ser comparável ao que faríamos sobre um pedaço de madeira flutuando sobre a água para incliná-lo. Os dois dedos caudais percebem ou não a elevação do ápice. Se o ápice é móvel, o sacro vai em extensão.

— Em um segundo tempo, o mesmo teste é realizado por um apoio simétrico sobre o ápice (A.I.L.). Se a base é mobilizada, o sacro vai em flexão.

b. O teste dos polegares ascendentes mostrou um eixo oblíquo:

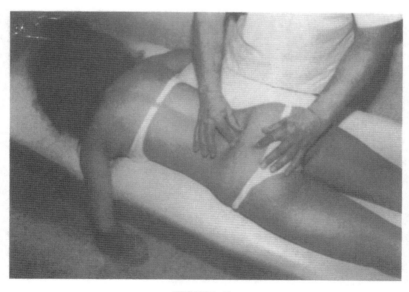

FIGURA 42

— O indicador da mão cefálica apóia sobre a hemi-base do lado oposto ao eixo oblíquo. O polegar da mão caudal percebe a elevação do A.I.L. do lado oposto. O sacro realizou uma torção do lado do eixo oblíquo.

— O polegar da mão caudal apóia sobre o ápice do lado do eixo oblíquo. O indicador da mão cefálica percebe a elevação da hemibase. O sacro realizou sua torção do lado oposto ao eixo oblíquo.

Em todos os casos e como sempre nos testes de mobilidade, a lesão encontra-se do lado para onde o movimento foi possível, se o movimento inverso não o foi.

7) Julgar os hemi-sulcos superiores — É um teste simples, seguro, freqüentemente negligenciado. Demanda alguns segundos apenas. Os hemi-sulcos superiores são, já dissemos, as cavidades perceptíveis à palpação entre o sacro e as porções póstero-internas das cristas ilíacas. São mais profundas quando a base sacra encontra-se para baixo e para a frente, e menos profundas quando ela é posterior. Nas lesões bilaterais, a comparação é impossível, ou quase. O teste tem muito valor nos casos de eixo oblíquo. O hemi-sulco do lado oposto do eixo oblíquo é mais profundo na torção do lado do eixo oblíquo, e menos profunda na torção oposta ao eixo oblíquo.

8) Ausculta do sacro — Não podemos, aqui, entrar em detalhes de osteopatia craniana. No capítulo sobre fáscia examinamos a ligação crânio-sacral devido às membranas recípocras. O sacro é levado pelo movimento respiratório primário da mesma forma que o occipital e no mesmo ritmo deste. Não descreveremos os movimentos em lemniscato do sacro. Diremos apenas que ele é levado pelo ritmo craniano em flexões e extensões. É fácil entender que uma lesão sacra perturba este movimento.

— Paciente em decúbito ventral, cabeça mantida reta. O terapeuta em pé ao lado, sua mão apoiada sobre o sacro. O ápice encontra-se na palma, o indicador e o médio são orientados para cima de um lado e de outro da crista sacra. (Fig. 43) Concentrando-se, se necessário com olhos fechados, o terapeuta deixa sua mão mover-se até perceber o balanceamento ritmado do sacro.

* O balanceamento percebido é sagital: realiza-se nos dois sentidos, não há lesão. Se realiza-se em um sentido, há uma lesão neste sentido.

* O balanceamento percebido é oblíquo: há um eixo oblíquo, se ele se realiza apenas para um lado: se for para cima a torção será do lado do eixo oblíquo; se for para baixo, a torção será oposta ao eixo oblíquo.

Apesar de toda a importância que alguns osteopatas dão aos movimentos do sacro, para mim este teste é menor. O movimento do sacro pode acompanhar toda a cintura pélvica se o movimento respiratório do paciente for importante. Pode facilmente ser perturbado e falseado por uma lesão craniana independente da lesão sacra.

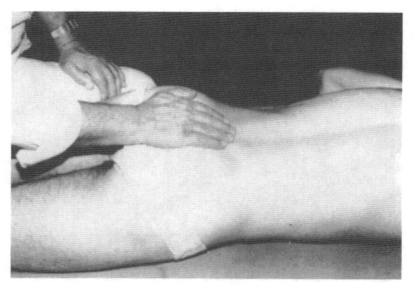

FIGURA 43

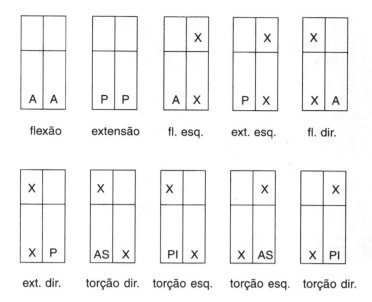

FIGURA 44

O exame do sacro foi resumido nestas séries de desenhos que se seguem (Fig. 44) que devemos a A. Benichou. Durante muito tempo eles nos ajudaram.

AS CORREÇÕES

AS POMPAGES

Toda a estática pélvica e lombar depende de três grupos musculares: os psoas, os piramidais e os ísquio-tibiais. Já conhecemos as razões fisiológicas. Problemas nestes músculos podem ser a causa de lesões osteopáticas mas podem também ser a conseqüência destas lesões. Seja como for, muitos problemas dessa região desaparecem por simples relaxamento desses músculos. A respeito disto devemos lembrar a grande eficiência das manobras de Rolfing na região dos psoas e dos piramidais.

Pompages *do psoas*

I — Paciente em decúbito dorsal, braço oposto ao músculo tratado elevado no prolongamento do corpo. Membro inferior do lado a ser tratado colocado em abdução, sobre a mesa, em flexão e rotação externa do quadril. O joelho é flexionado, a planta do pé apoiada sobre a face lateral interna da panturrilha do membro oposto.

— O terapeuta em pé, na direção da coxa a ser tratada, deve passar seu braço caudal sobre esta coxa, o punho no cavo poplíteo, a mão sobre a face posterior da coxa. Frente a frente com o paciente ele coloca a coxa do paciente contra seu quadril interno.

— A tensão é obtida por uma leve inclinação do corpo para trás. (Fig. 45)

II — Paciente em decúbito dorsal, membros inferiores ultrapassando o final da mesa até a metade das panturrilhas.

— O terapeuta, em pé na ponta da mesa, coloca os dois tornozelos do paciente sob as axilas e os pés para trás do seu corpo. Em seguida passa seus dois braços em torno das pernas, os antebraços apoiados sob as panturrilhas, as mãos prendendo os próprios punhos. O terapeuta coloca seu paciente de tal forma que suas próprias coxas apóiam-se contra o bordo da mesa. (Fig. 46)

— A tensão é obtida por um leve recuo do tronco para trás, acompanhado de uma pronação dos antebraços, que flexiona os joelhos do cliente.

Pompages *do piramidal*

I — Paciente em decúbito dorsal. A coxa do lado a ser tratado é colocada em flexão de 45 graus, o joelho fletido em 90 a 100 graus, o pé plano apoiado sobre a mesa próximo à outra perna.

— O terapeuta coloca-se em pé do lado oposto a esta perna, sua mão caudal segura o joelho fletido, sua mão cefálica coloca-se em contra-apoio sobre a

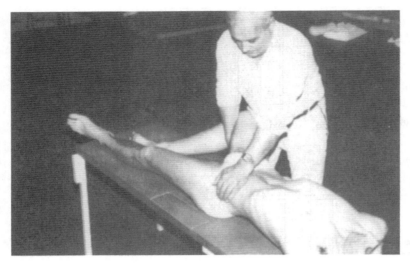

FIGURA 45

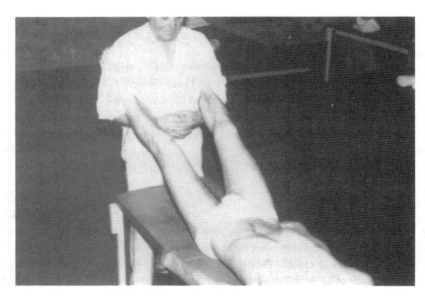

FIGURA 46

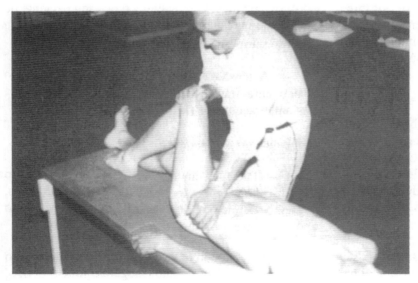

FIGURA 47

E.I.A.S. correspondente para evitar que o paciente role sobre si mesmo. (Fig. 47)

— A tensão é obtida por uma tração da mão caudal que, puxando o joelho, leva o quadril em adução-rotação interna.

II — Paciente em decúbito dorsal, a coxa a ser tratada em flexão de 90 graus.

— O terapeuta em pé deste lado, sua mão cefálica sobre o joelho, sua mão caudal prendendo o pé na palma, mantém a flexão do joelho.

— O tensionamento é obtido, em um primeiro tempo, por uma adução da coxa devida ao empurrar da mão cefálica. Os movimentos da *pompage* são realizados por meio de uma rotação interna devida à tração da mão caudal. (Fig. 48)

III — Paciente em decúbito ventral.

— O terapeuta em pé, ao lado, aplica suas duas eminências tenares sobre as faces posteriores dos trocanteres maiores. (Fig. 49)

— O tensionamento é obtido por um apoio de

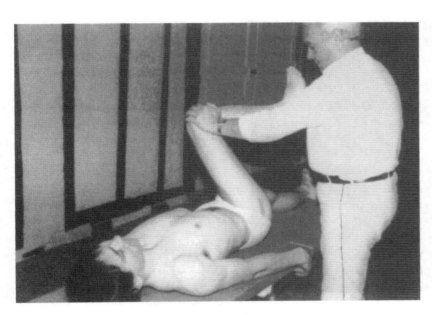

FIGURA 48

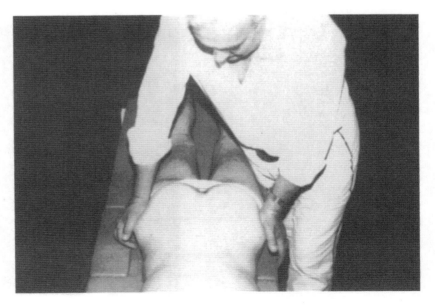

FIGURA 49

todo o corpo sobre as eminências tenares que se encontram sobre os trocanteres maiores.

IV — Paciente em decúbito ventral, o joelho do lado a ser tratado em flexão de 90 graus.

— O terapeuta em pé do lado oposto. Sua mão caudal segura o pé na região do tornozelo e fixa a flexão do joelho. Sua eminência tenar cefálica se apóia sobre a face posterior do trocanter maior do lado a ser tratado. Com o corpo ele bloqueia o paciente para evitar que este role sobre si mesmo. (Fig. 50)

— O tensionamento é obtido por um empurrar da perna do paciente em rotação interna do quadril, acompanhado de um empurrar para baixo sobre o grande trocanter.

Pompages *dos ísquio-tibiais*

— Paciente em decúbito dorsal, a coxa a ser tratada fletida ao máximo e o joelho em extensão.

— O terapeuta em pé do lado a ser tratado. Sua mão externa mantém a perna com seu antebraço

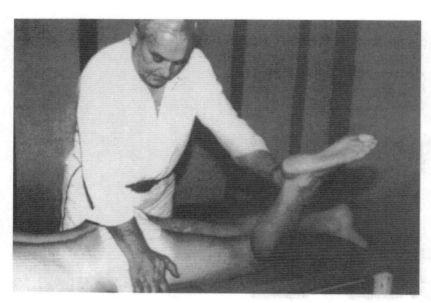

FIGURA 50

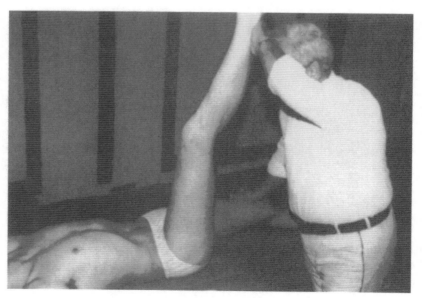

FIGURA 51

perpendicular à perna do cliente. A fronte do terapeuta repousa sobre seu antebraço. (Fig. 51)

— A tensão é obtida por um empurrar da fronte sobre o antebraço. Este empurrar deve ser perfeitamente dosado para manter tensionados os ísquio-tibiais, sem levar o joelho a uma flexão. Não se deve, sobretudo, manter o joelho com a mão interna.

Pompages *das articulações sacro-ilíacas*

I — Paciente em decúbito dorsal.

— O terapeuta em pé, na região da bacia, coloca suas duas mãos apoiadas de um lado e de outro sobre as faces externas das E.I.A.S. (Fig. 52)

— A tensão é obtida por uma pressão das duas mãos.

II — O paciente está em decúbito lateral, deitado sobre o lado oposto à lesão. Seus dois membros inferiores encontram-se levemente flexionados.

— O terapeuta encontra-se em pé atrás do paciente. Suas duas mãos apóiam-se sobre a face externa da E.I.A.S. superior. (Fig. 53)

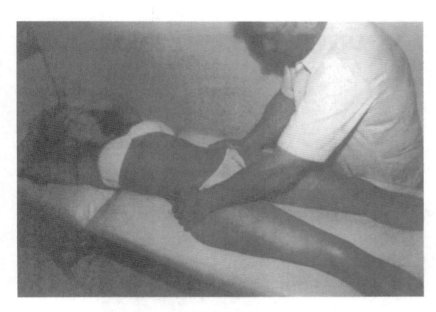

FIGURA 52

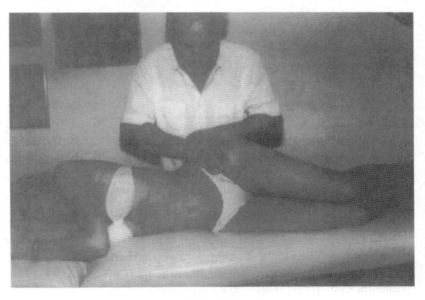

FIGURA 53

— A tensão é produzida pelo peso do terapeuta que se transmite às suas mãos.

AS NORMALIZAÇÕES

OS TEMPOS RESPIRATÓRIOS

Utilizaremos aqui os tempos respiratórios corretores que, cada vez que possível, substituem o *trust* dos anglo-saxões. Durante a inspiração, todo o tronco endireita-se, todas as curvas abrem-se para uma extensão. A curva lombar vai para uma extensão, o sacro vai para uma flexão. Inversamente, na expiração, todas as curvas se fecham, a extensão sacra acompanha a flexão lombar. **Isto quer dizer que para corrigir uma lesão sacra em extensão, o paciente deverá inspirar. Para corrigir uma lesão em flexão ele deverá expirar.** Da mesma forma, para uma torção do lado do eixo oblíquo, na qual a hemibase móvel está para a frente em posição de extensão, ele deverá inspirar; e deverá expirar para corrigir uma torção do lado oposto ao eixo oblíquo. Vamos rever isto com cada correção.

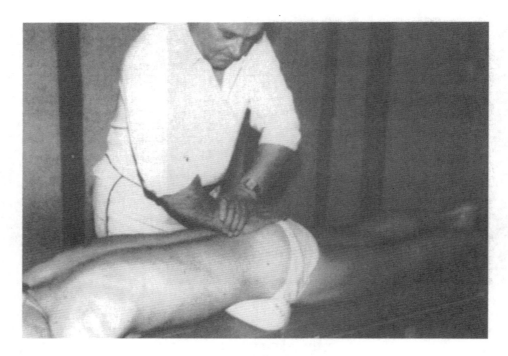

FIGURA 54

SACRO EM FLEXÃO

— O paciente encontra-se em decúbito ventral. Seus dois membros inferiores levemente separados, os pés em rotação interna. Uma almofada sob as E.I.A.S. fixa os ilíacos em posição de rotação posterior.

— O terapeuta coloca-se em pé ao lado. A base de sua mão cefálica apóia-se sobre a base sacra, os dedos são apontados para baixo. A outra mão do terapeuta vem reforçar este apoio por sobre a primeira. (Fig. 54)

— A correção é obtida pelo tempo respiratório em um empurrar da mão cefálica. Este empurrar é instalado desde o tempo preparatório em inspiração e depois acentuado após o período de apnéia durante a expiração.

SACRO EM EXTENSÃO

— Paciente em decúbito ventral na posição precedente. Uma almofada dura sob as coxas fixa os ilíacos em posição de rotação anterior.

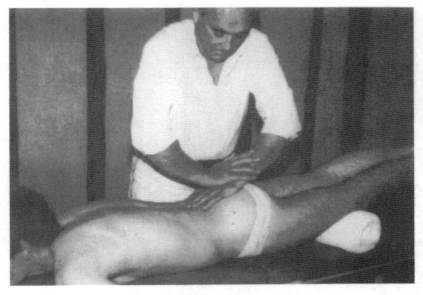

FIGURA 55

— O terapeuta em pé, ao lado. A base de sua mão caudal apóia-se sobre o ápice sacro na região dos A.I.L., os dedos dirigidos para cima. A mão oposta reforça este apoio. (Fig. 55)

— A correção é obtida pelo tempo respiratório em um empurrar da mão caudal que, depois do tempo preparatório e apnéia, acentua-se durante a inspiração.

SACRO EM FLEXÃO E EM EXTENSÃO

Damos muita importância às duas correções que se seguem. Muito potentes, são igualmente utilizadas com sucesso nas correções de sacro em torção, considerando uma torção do lado do eixo oblíquo como uma lesão de extensão sobre o eixo oblíquo e uma torção do lado oposto ao eixo oblíquo como uma lesão de flexão sobre eixo oblíquo.

Flexão

— O paciente encontra-se sentado sobre a mesa, as duas mãos sobre os braços do terapeuta.

— O terapeuta sentado frente ao paciente. Suas duas mãos apóiam-se sobre as E.I.A.S., os dois braços estendidos para evitar a rotação anterior dos ilíacos. (Fig. 56)

— A correção é realizada pelo paciente durante uma expiração. Este flexiona seus dois braços lordosando-se e levando a cabeça para uma pósteroflexão. Suas duas lordoses levam o sacro para uma extensão corretiva e o terapeuta impede os ilíacos de acompanharem o movimento de anteversão pélvica.

Extensão

— Paciente sentado na posição precedente.

— O terapeuta sentado em frente a ele coloca seus dois braços circundando a cintura do paciente, as duas mãos prendendo as E.I.P.S. para separá-las e evitar a rotação posterior dos ilíacos. (Fig. 57)

— A correção é feita pelo cliente durante uma inspiração. Este se empurra com seus dois braços apoiados sobre o terapeuta cifosando a lombar e levando a cabeça para uma anteflexão. Estas duas extensões levam o sacro para uma flexão corretora e o terapeuta impede os ilíacos de acompanharem o movimento de retroversão pélvica.

SACRO EM FLEXÃO UNILATERAL

— Paciente em decúbito ventral, membros inferiores separados, pés em leve rotação interna. Uma almofada dura sobre as E.I.A.S. fixa o ilíaco em posição de rotação posterior.

— O terapeuta em pé do lado oposto à lesão. O polegar de sua mão cefálica apóia-se

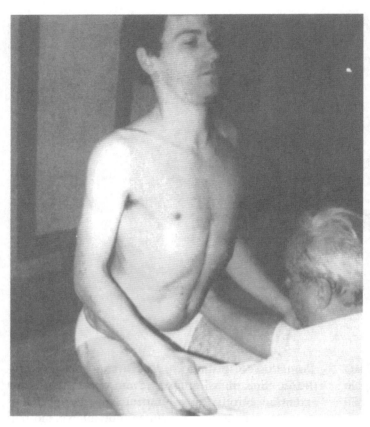

FIGURA 56

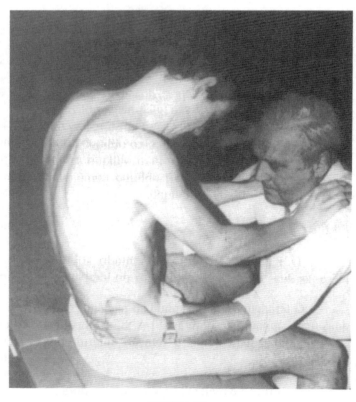

FIGURA 57

sobre a hemibase em lesão, e a base da mão caudal apóia-se sobre o ísquio do mesmo lado. (Fig. 58)

— A correção é obtida por um empurrar das duas mãos durante uma expiração do paciente.

SACRO EM EXTENSÃO UNILATERAL

— Paciente em decúbito ventral na posição precedente. Uma almofada dura sob a coxa fixa o ilíaco em posição de rotação anterior.

— O terapeuta encontra-se em pé do lado oposto à lesão. A eminência tenar de sua mão caudal apóia-se sobre o A.I.L. em lesão, e a eminência tenar de sua mão cefálica sobre a porção interna da E.I.P.S. do mesmo lado. (Fig. 59)

— A correção é obtida por um empurrar das duas mãos durante uma inspiração do paciente, sendo que a mão cefálica exerce sua ação para baixo e para fora para abrir a sacro-ilíaca.

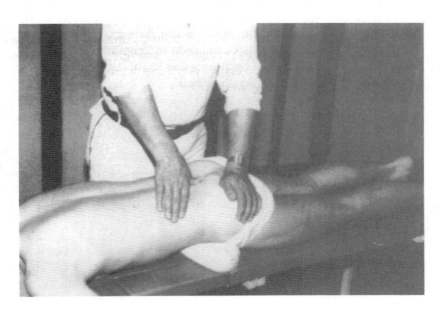

FIGURA 58

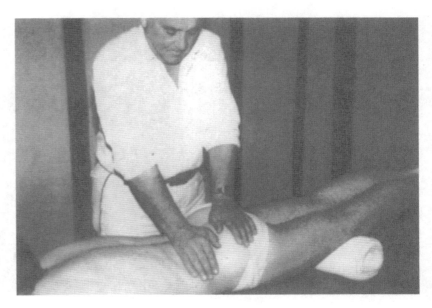

FIGURA 59

SACRO EM TORÇÃO SOBRE O EIXO OBLÍQUO ESQUERDO

Esta manobra atribuída a Mitchell é certamente a mais empregada em toda a osteopatia. O raciocínio se faz sobre L5. Em decúbito lateral, a coluna se coloca automaticamente em concavidade superior entre as duas cinturas. Todas as articulações lombares são levadas dessa forma em lateroflexão para cima. Lembremos que toda lateroflexão do tronco é lombar. Nesta posição, fazendo divergir ou convergir a cintura pélvica por meio dos membros inferiores, é possível corrigir ou exagerar essa lateroflexão. É esta possibilidade fisiológica que a manobra de Mitchell utiliza. (Fig. 60) Não apresentaremos aqui a versão original, mas uma versão muito melhorada por A. Benichou.

— Paciente sentado com pernas soltas no ar. O terapeuta ajuda-o a deitar sobre o lado da lateroflexão de L5, isto é, do lado do eixo oblíquo, no nosso exemplo à esquerda. S. encontra-se, assim, contra a mesa, já em uma situação de leve correção. No mesmo movimento, o terapeuta coloca o tronco do paciente em uma torção de correção de L5: o dorso sobre a mesa para uma lesão de R.S., o peito sobre a mesa (Posição de Sim) para uma lesão em S.R. (Fig. 61)

— O terapeuta encontra-se em pé em frente ao paciente. Segura os dois membros inferiores deste, um sobre o outro, quadris e joelhos em flexão de 90 graus. Deverá imperativamente conservar essa posição durante toda a manobra. Os dois joelhos do paciente repousam sobre a coxa do terapeuta de forma a impedir que o bordo da mesa corte a coxa inferior. A mão caudal do terapeuta segura os dois pés, e a mão cefálica apóia-se sobre o ombro e controla a rotação do tronco.

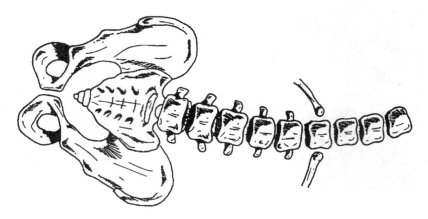

FIGURA 60

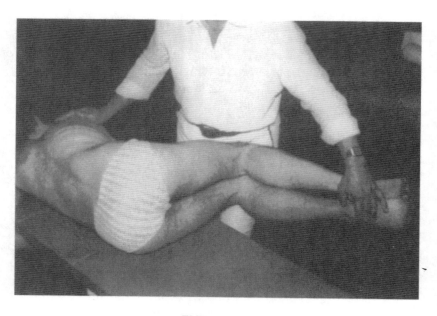

FIGURA 61

— A correção se faz em três tempos, durante os quais a mão cefálica força a rotação do tronco no sentido da correção de R.

* O terapeuta empurra os pés para baixo e faz divergir a cintura pélvica. Desta forma exagera S. de L5. (Fig. 62A)

* O terapeuta solicita ao paciente subir as pernas conservando cuidadosamente as duas flexões, opondo uma razoável resistência a este movimento. Dessa forma tensiona os músculos lateroflexores superiores, criando uma correção miotensiva da lateroflexão. (Fig. 62B)

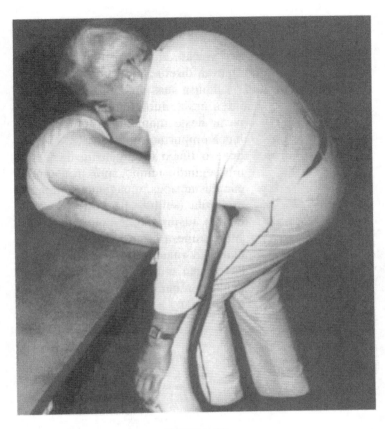

FIGURA 62A

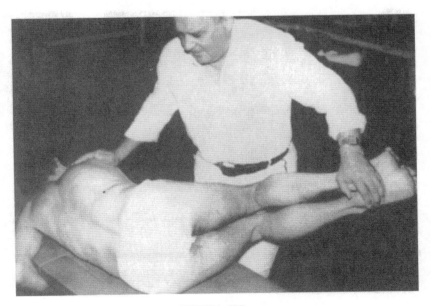

FIGURA 62B

* Por fim, em um último tempo, o terapeuta eleva as duas pernas do paciente fazendo convergir a cintura pélvica. Desse modo, realiza uma correção direta da lateroflexão exagerando a convexidade inferior. (Fig. 62C) Esta última manobra era originalmente a correção inicial de Mitchell.

SACRO ESQUERDO-ESQUERDO (S.R. DE L5)

Ao contrário da precedente, esta manobra é raciocinada sobre a correção do sacro. Apenas a rotação do tronco leva em conta a rotação de L5.

— O paciente encontra-se sentado com as pernas soltas.

— O terapeuta senta-se atrás do paciente, coloca seu polegar esquerdo sobre o A.I.L. esquerdo que é póstero-inferior. Fixa o ilíaco direito por um empurrar de sua eminência tenar da mão direita sobre a E.I.P.S. direita e a porção correspondente da crista ilíaca.

— Para a correção, em um primeiro tempo, o paciente gira para a direita (no sentido da rotação lesional de L5). Pousa suas duas mãos abertas sobre a mesa, durante uma expiração. A partir deste momento o terapeuta começa empurrar sobre o A.I.L. esquerdo e o ilíaco direito. (Fig. 63A) Em um segundo tempo, após a acumulação das tensões, o paciente gira para a esquerda (sentido da correção de R. de L5), inspirando, e pousa suas mãos sobre a mesa deste lado. Ele acompanha esta rotação por uma anteflexão da cabeça e uma cifose lombar que empurra a hemibase móvel em flexão. (Fig. 63B)

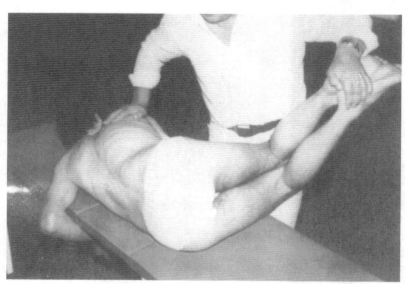

FIGURA 62C

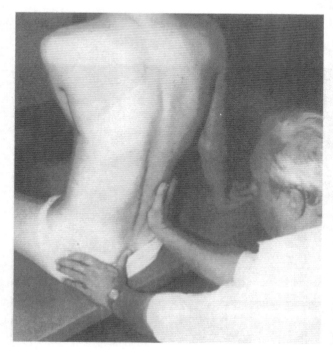

FIGURA 63A

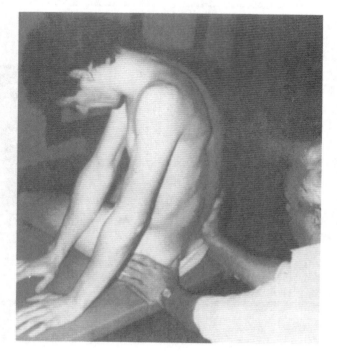

FIGURA 63B

SACRO DIREITO-ESQUERDO (R.S. DE L5)

— O paciente encontra-se sentado sobre a mesa, pernas soltas.

— O terapeuta senta-se atrás dele e coloca seu polegar esquerdo sobre a hemibase sacra direita, que é posterior. Ele fixa o ilíaco direito com sua mão direita acionando a E.I.A.S.

— Para a correção, em um primeiro tempo, o paciente gira para a esquerda e coloca suas duas mãos apoiadas sobre a mesa, inspirando. A partir de então o terapeuta começa a empurrar a hemibase direita e puxar a E.I.A.S. direita. (Fig. 64A) Após o acúmulo das tensões, em um segundo tempo, durante uma expiração, o paciente gira para a direita endireitando-se, levantando os braços, lordosando-se e realizando uma póstero-flexão da cabeça. (Fig. 64B)

SACRO TRAUMÁTICO

— Paciente sentado com as pernas soltas.

— O terapeuta sentado em frente ao paciente coloca seus dois braços em torno da bacia deste e prende atrás as duas E.I.P.S.

— Durante uma expiração, o paciente inclina-se para a frente até realizar uma leve anteversão pélvica, que o terapeuta acompanha com suas mãos. (Fig. 65A)

— Para a correção, durante uma inspiração, o paciente endireita-se com energia empurrando sua lombar em cifose e realizando uma anteflexão da cabeça. Ao mesmo tempo, o terapeuta fixa a anteversão da bacia e separa as E.I.P.S. (Fig. 65B)

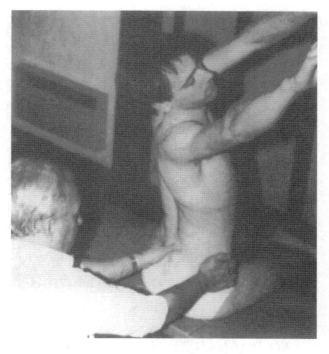

FIGURA 64B

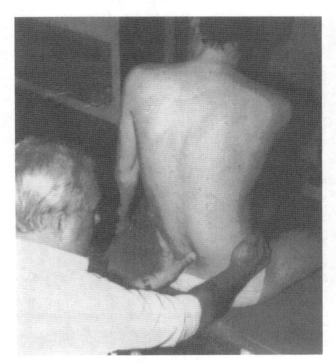

FIGURA 64A

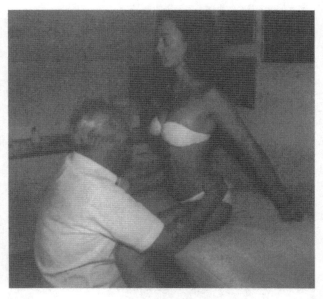

FIGURA 65A

73

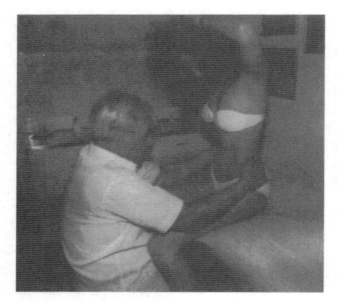

FIGURA 65B

SACRO TRAUMÁTICO

— Como essas lesões freqüentemente tornam a posição sentada dolorosa, o paciente é colocado em pé em frente à parede com as duas mãos nela apoiadas e os dois braços estendidos.

— O terapeuta senta-se atrás do paciente com as duas mãos apoiadas sobre as E.I.P.S.

— Durante uma expiração, o paciente inclina-se para a frente flexionando os braços. O terapeuta, separando as E.I.P.S., empurra-as para a frente. (Fig. 66A) Após o acúmulo das tensões, inspirando, o paciente endireita-se empurrando-se sobre os braços. Ao mesmo tempo, ele empurra a região lombar em cifose e realiza uma anteflexão da cabeça. O terapeuta mantém fortemente a bacia. (Fig. 66B)

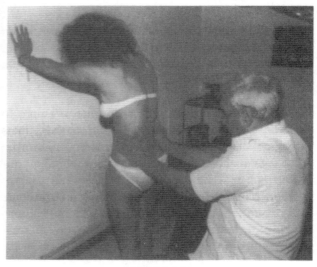

FIGURA 66B

SACRO TRAUMÁTICO

— Paciente sentado com as pernas soltas.

— O terapeuta em pé atrás do paciente, com as duas mãos apoiadas sobre as cristas ilíacas, pressiona com todo o seu peso esta região para fixar a bacia sobre a mesa.

— Para a correção, o paciente sobe alternadamente os ombros puxando seu sacro para cima como uma mulher que tenta sair de uma cinta muito justa. (Fig. 67)

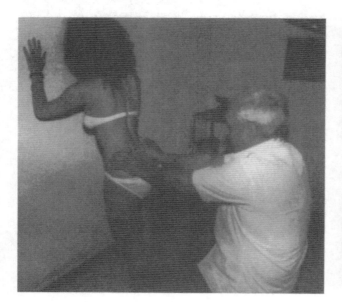

FIGURA 66A

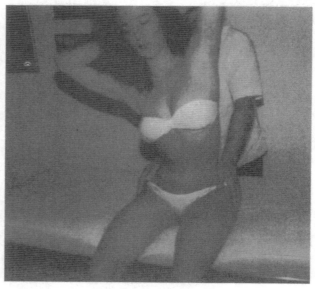

FIGURA 67

O paciente pode realizar sozinho esta manobra sobre um auto-endireitamento, apoiado sobre suas próprias cristas ilíacas com suas duas mãos.

SACRO TRAUMÁTICO UNILATERAL

— Paciente em decúbito lateral sobre o lado oposto à lesão.

— O terapeuta em pé, atrás do paciente, passa seu braço interno entre as coxas deste, pousa seu cotovelo sobre a mesa atrás, depois coloca sua mão sob a E.I.P.S. Coloca seu cotovelo externo sobre a mesa à frente e sua mão sob a E.I.A.S. A partir desta posição ele eleva o ilíaco superior com suas duas mãos em cúpula. (Fig. 68)

— Durante uma inspiração do paciente, a correção é realizada por um movimento de rotação anterior do ilíaco.

Apresentamos aqui as correções que utilizamos pessoalmente. Existem muitas outras, e é provável que haja tantas quanto há terapeutas. Devemos estar conscientes de que em osteopatia as correções não são a coisa mais importante nem a mais difícil. Com um pouco de experiência e um bom conhecimento da fisiologia, todo osteopata é capaz de "inventar" suas próprias manobras de correção. **O importante é um bom diagnóstico.**

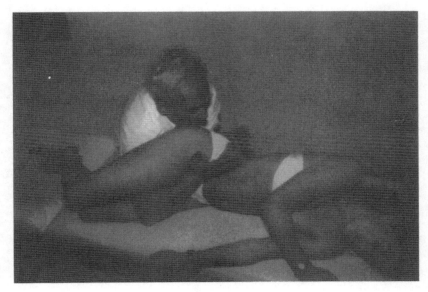

FIGURA 68

DORSAIS E LOMBARES

Apesar de anatomicamente diferentes, os segmentos dorsal e lombar são comparáveis no plano mecânico. Por isso resolvemos tratá-los em conjunto e estudar o tronco em um mesmo capítulo. Como sempre, para esclarecer esta parte prática de nosso trabalho, devemos, antes de mais nada, relembrar certos pontos da fisiologia.

1. — **Os movimentos de uma vértebra são movimentos de báscula sobre o núcleo:** báscula para a frente na anteflexão, para trás na póstero-flexão e para o lado na lateroflexão. Nas rotações, as necessidades de proteção da medula espinhal fazem com que toda a rotação do tronco situe-se na região dorsal. As vértebras lombares, com exceção da articulação L5-S1, praticamente não têm rotação.

2. — Os movimentos raquidianos são de amplitudes bastante reduzidas. Por exemplo, se não considerarmos a anteversão pélvica, a anteflexão do tronco não ultrapassa os 30 a 35 graus. **Os movimentos de uma vértebra sobre a vértebra de baixo são apenas micromovimentos permitidos pela função ligamentar.**

3. — Os movimentos raquidianos são apenas a soma dos micromovimentos das vértebras **que se sucedem:** descendo para a anteflexão e a rotação, subindo para a póstero-flexão e a lateroflexão.

4. — Vistas as diferentes orientações das facetas articulares posteriores, **as amplitudes dos movimentos são variáveis em cada segmento vertebral.**

— A anteflexão é realizada por uma extensão cervical, uma flexão dorsal e uma extensão lombar. Neste enrolamento anterior, todas as facetas articulares abrem-se para baixo, depois escorregam para cima. **As vértebras desabitam-se uma após a outra descendo.** O movimento pode ser global ou segmentar; cada segmento faz, então, um movimento diverso.

— A póstero-flexão é um movimento inverso. Após uma extensão sacra equilibrando a anteversão pélvica, ela é realizada por uma flexão lombar, uma extensão dorsal e uma flexão cervical. Todas as facetas articulares abrem-se em cima, depois escorregam para baixo. **As vértebras imbricam-se uma após a outra subindo.**

— O endireitamento é o movimento de auto-endireitamento. Todas as curvas corrigem-se em extensão. As facetas articulares superiores desabitam-se na região cervical, imbricam-se na região dorsal e desabitam-se na região lombar. **É o movimento de inspiração.**

— O desabamento é o movimento inverso. Todas as curvas exageram-se em flexão. As facetas articulares imbricam-se na região cervical, desabitam-se na região dorsal, e imbricam-se na região lombar. **É o movimento de expiração.**

— A lateroflexão é realizada por meio de escorregamentos opostos das facetas superiores. Enquanto uma faceta desce do lado da lateroflexão, a outra sobe do lado oposto. Este movimento envolve apenas os segmentos dorsal e lombar; a coluna cervical tem uma fisiologia totalmente diversa na lateroflexão e na rotação.

— A rotação dorsal é realizada por um escorregamento lateral das facetas superiores. Neste movimento aparece um segundo parâmetro de escorregamento que reencontraremos na coluna cervical. Isto é importante. Nos movimentos precedentes, ele se realizava verticalmente: simétrico na ante e póstero-flexão, no endireitamento e desabamento, assimétrico na lateroflexão. Na rotação dorsal, ele se realizará assimetricamente para o lado oposto à rotação.

5. — Nos movimentos vertebrais, a lateroflexão (S) é sempre combinada com a rotação (R). O movimento pode ser o de um leve equilíbrio sobre o núcleo no qual a vértebra se colocará em lateroflexão para um lado e rotação para o outro: movimento S.R. Poderá ser um movimento dinâmico maior em R.S., no qual a vértebra se colocará em lateroflexão e rotação para o mesmo lado. As duas circunstâncias são fisiologicamente diversas.

— No primeiro caso, o movimento é de pequena amplitude. Inconsciente, ele responde às necessidades de equilíbrio estático, sejam ascendentes nos reflexos de tônus postural, sejam descendentes (reflexos vestibulares ou oculomotores) na adaptação estática. Este equilíbrio pode fazer todo um segmento entrar em jogo ou até mesmo dois segmentos realizando compensações inversas. **Quando ele acarreta uma lesão S.R. é evidente que esta lesão é de compensação.** Isto impõe um exame mais extenso, para a determinação da lesão primária ou mesmo a procura de um desequilíbrio estático.

— No segundo caso o movimento é voluntário e de amplitude maior. O sistema articular posterior entra em jogo para controlá-lo. É sempre de lateroflexão e rotação para o mesmo lado, e os dois parâmetros nunca são iguais. Um deles domina o movimento. É necessário lembrar que toda rotação ativa do tronco é dorsal e toda lateroflexão é lombar. Os dois parâmetros de lesão não têm a mesma origem: a rotação parte de cima, a lateroflexão parte de baixo.

MECANISMOS DAS LESÕES

Todas as lesões com as quais trabalhamos são fisiológicas na região vertebral. Nessa região as lesões traumáticas são de tal gravidade que o terapeuta manual não arrisca encontrá-las em seu consultório. Acabamos de lembrar a fisiologia, a partir daí é fácil deduzir as lesões.

A. — As lesões de desabitação, *de antexion,* como dizem certas escolas americanas, são em flexão na região dorsal, em extensão na região lombar. A vértebra envolvida pode ir no sentido da desabitação mas não no sentido da imbricação. As lesões de imbricação, ou *de postexion,* são em extensão dorsal, em flexão lombar. A vértebra em lesão irá bem em imbricação mas não em desabitação.

Estas lesões de flexão ou extensão não são raras. Freqüentemente podem confundir o terapeuta durante o exame. Ocorrem em um parâmetro vertical das facetas, mas a tensão de lesão nem sempre é simétrica. Raramente envolve apenas uma faceta "puxada" para cima ou para baixo. Neste caso, a outra faceta permanece livre mas solidária à faceta em lesão; ela não pode realizar o movimento simétrico de flexão ou de extensão. O mesmo não ocorre com o movimento assimétrico de lateroflexão. A faceta livre pode subir ou descer unilateralmente. A vértebra é, assim, capaz de uma lateroflexão de um lado, o da faceta, em lesão no caso de imbricação, e o do lado oposto, no caso de desabitação. *Para estas lesões, apenas o teste flexão-extensão deve ser levado em consideração.* O terapeuta não deve se deixar enganar por outras possibilidades de movimento.

B. — Na lesão de lateroflexão, uma faceta vai no sentido da desabitação, a outra, a do lado da lateroflexão, vai no sentido da imbricação. **Nem a flexão, nem a extensão da vértebra são possíveis.** A faceta imbricada impede a desabitação da vértebra, a faceta desabitada impede a imbricação. A lateroflexão é possível do lado da faceta imbricada, mas não é possível do outro.

C. — A rotação de lesão ocorre em um parâmetro de escorregamento lateral. Sabemos que é sempre simultânea com a lateroflexão, seja do mesmo lado nas lesões ditas em R.S., seja do lado oposto nas lesões em S.R.

Devemos fazer uma distinção entre região lombar e dorsal. Na dorsal o parâmetro rotação é sempre acentuado, com freqüência é mesmo dominante na região dorsal inferior. Não ocorre o mesmo na região lombar. A rotação lombar é praticamente inexistente. Diferentemente do que acreditam e ensinam certos osteopatas, é impossível avaliar uma rotação de um quarto ou de meio grau.

O exame clássico que utiliza as apófises transversas, descritos no capítulo do sacro, é com freqüência preconizado também para o exame das outras vértebras lombares. Trata-se de um desconhecimento da fisiologia. As vértebras lombares têm uma rotação desprezível; todo o segmento realiza uma rotação lombar entre D11-D12 e L5-S1 de cerca de 7 a 8 graus. Além disso, carregam a cintura pélvica em uma rotação horizontal, como ocorre na escoliose. Seja qual for a vértebra sobre a qual se faça o teste das transversas, ele só poderá fazer notar essa rotação global. Na região L5-S1 este teste nos faria sentir a rotação de L5, mas na região das outras vértebras permanece sinal da rotação de L5 e não a rotação da vértebra testada sobre a de baixo.

Para nós, as lesões lombares em R.S. ou em S.R. são lesões de lateroflexão.

Na região dorsal a associação dos dois parâmetros é indiscutível.

A lateroflexão inclina a vértebra do lado da faceta imbricada. *O escorregamento lateral da rotação não ocorre sobre uma horizontal, mas sobre uma oblíqua descendente do lado da faceta imbricada ou ascendente do lado da faceta desabitada de acordo com o lado da rotação de lesão.* (Fig. 69) Esse escorregamento lateral aumenta a lesão da faceta para o lado do escorregamento, mas a reduz do outro.

Na região do segmento dorsal, o escorregamento lateral das facetas é para o lado oposto à rotação.

— Em R.S., onde a rotação é para o lado da faceta imbricada, o escorregamento lateral exagerará a desabitação da faceta alta e corrigirá a imbricação da faceta baixa. (Fig. 69)

— Em S.R. a rotação é para o lado da faceta desabitada; será então a faceta imbricada que verá sua lesão aumentada pelo escorregamento lateral. (Fig. 69)

Este mecanismo vai orientar o tempo respiratório corretor.

EXAME

PONTOS DE REFERÊNCIA

As espinhosas

No exame da coluna dorsal e lombar a palpação das apófises espinhosas é fundamental. Elas são anatomicamente diferentes em cada região.

As espinhosas lombares são retilíneas. Largas na extremidade posterior, apresentam, à palpação, um ângulo superior e um inferior. O intervalo interespinhoso é perceptível entre o ângulo inferior da vértebra de cima e o ângulo superior da vértebra de baixo. Devemos estar atentos para evitar confusões, procurando a porção vertical entre os dois ângulos. O superior situa-se na região do terço inferior do corpo vertebral e no mesmo nível da apófise costiforme. O ângulo inferior situa-se na região do platô superior da vértebra inferior.

As espinhosas dorsais são puntiformes em sua extremidade posterior. Eles são de palpação fácil, mas como são oblíquas para baixo e para trás, a extremidade palpável não corresponde ao corpo vertebral. A espinhosa de D1 é retilínea, as pontas de D2 e D3 são defasadas de uma vértebra: a de D2 na região do corpo de D3, a de D3 na região do corpo de D4. Para D4 e D5 a defasagem é de uma vértebra e meia: a ponta de D4 corresponde ao disco D5-D6, a de D5 ao de D6-D7. Para D6, a diferença é de duas vértebras, e sua ponta encontra-se na região de D8. As pontas de D7 e D8 encontram-se novamente defasadas de uma vértebra e meia, as de D9 e D10 de uma vértebra. D11 e sobretudo D12 são quase retilíneas.

Independentemente do teste de flexão-extensão, as espinhosas nos permitem localizar as articulações interapofisárias posteriores. Na região lombar a coisa é simples. A articulação intervertebral situa-se ligeiramente acima do ângulo inferior da espinhosa. Para as dorsais, levando em consideração que a defasagem é parcialmente compensada pela convexidade posterior do segmento e horizontalização das espinhosas, podemos considerar que as articulações interapofisárias situam-se na vizinhança da ponta da espinhosa superior, levemente acima ou abaixo.

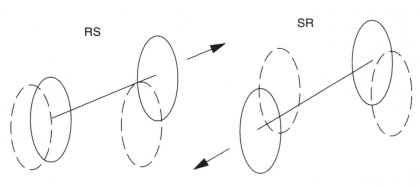

FIGURA 69

Certas correspondências anatômicas permitem uma localização relativamente precisa. O disco L4-L5 encontra-se sobre o mesmo plano horizontal que os ápices das cristas ilíacas. L3 encontra-se no mesmo plano horizontal do umbigo. L1 corresponde ao plano das costelas inferiores. A ponta da décima segunda costela encontra-se na vertical do ápice da crista ilíaca. O ápice do ângulo de Charpy (apêndice xifóide) encontra-se no mesmo plano de D9. As espinhosas de D7 e D8 são coladas uma sobre a outra. A base da espinha da escápula corresponde a D3 e seu prolongamento, a D5. A espinhosa de D1 é saliente na póstero-flexão cervical e a de C7 na anteflexão. Cada costela repousa sobre a vértebra que leva o mesmo número dela.

As transversas

Em nosso exame, a palpação das transversas, ou, mais exatamente, a palpação dos espaços intertransversários, nos permite situar as articulações interapofisárias. Na pesquisa da lateroflexão, o fechamento do lado da lateroflexão e a abertura do espaço intertransversário do outro lado assinala a mobilidade neste sentido. Para a rotação, o escorregamento lateral de todo o maciço articular preencherá a mesma função. Percebemos facilmente o espaço intertransversário como uma depressão transversal na região da ponta da espinhosa superior, mesmo em indivíduos fortes ou um pouco gordos.

As articulações interapofisárias

Acabamos de dizer que pessoalmente utilizamos as articulações interapofisárias juntamente com as apófises transversas para os testes de mobilidade em S. e R. Nestes movimentos, o escorregamento das facetas é inevitável e o sentido desse escorregamento invariável. No sentido da lateroflexão, tanto na região dorsal como na lombar, a faceta do lado da lateroflexão desce e as transversas aproximam-se. Nas rotações dorsais, o maciço escorrega lateralmente para o lado oposto à rotação. Incapaz de testar as pequenas rotações lombares, consideramos as lesões em S.R. e R.S. dessa região como simples lesões de lateroflexão. *Em nossos testes não é necessário perceber o sentido do movimento, mas apenas o movimento.* Psicologicamente isso nos ajuda a confiar em nossa sensibilidade.

ANAMNESE

A anamnese é uma parte do exame freqüentemente negligenciada em terapia manual. Contudo,

sabemos que é indispensável. Não vamos aqui desenvolver todo o interrogatório a ser feito com um paciente. É praticamente o mesmo para todas as especialidades médicas. Contudo, vamos lembrar alguns pontos principais.

Em primeiro lugar, é importante conhecer todos os antecedentes do paciente. Não apenas os antecedentes traumáticos mas os patológicos de todos os tipos. Os próximos e os mais distantes. Com freqüência o paciente omite inconscientemente pontos importantes. Esconde outros por razões diversas. É sempre necessário insistir. Devemos deixá-lo falar, ter tempo para escutá-lo, estar disponíveis, mas também interrogar com precisão. Existem pouquíssimas contra-indicações em terapia manual, conforme nós a praticamos. Ela é suave, precisa, isenta de qualquer manobra brutal ou forçada. No entanto, há casos em que se deve limitar sua ação ou evitá-la. É o caso dos problemas inflamatórios e fraturas. Devemos ser prudentes nas grandes afecções reumáticas como as poliartrites. Nas afecções traumáticas, mesmo antigas, é necessário prudência e devemos cercar-nos de precauções radiográficas. O mesmo ocorre para afecções ósseas. Não se deve, sobretudo nesta área, pecar por excesso de pretensão. É indispensável julgar o estado mental e psicológico do paciente. As dores das lesões osteopáticas são com freqüência angustiantes. Se agudas, dão medo. O paciente as associa rapidamente a um problema grave. Além disso, podem ser invalidantes. Quando de importância menor são permanentes e então transformam-se em dores lancinantes. Desgastam o moral e o paciente perde a confiança em tudo. Transforma-se em um problema psíquico. Esses indivíduos, com freqüência, consultaram a terra inteira. São às vezes doentes incuráveis. Enfim, está provado que o estresse da vida moderna é fonte de tensões e de muitas lesões osteopáticas. Aí, uma vez mais, é necessário deixar o paciente falar para formarmos uma opinião.

O aparecimento de dores, sobretudo as condições desse aparecimento, é importante. Quando o aparecimento é brutal, é provável que a causa seja traumática ou pelo menos devida a um grande movimento dinâmico, a um esforço. O paciente sempre lembra o momento e as circunstâncias que provocaram a dor. Ao contrário, os aparecimentos progressivos, sem causa definida, são vagos na memória do paciente, que em geral não se lembra do começo das dores e muito menos das circunstâncias. Nesse caso, costumam ser problemas estáticos e de compensação de um desequilíbrio. As dores que aparecem ou se agravam por um movimento são muito provavelmente dores osteopáticas. Por outro lado, dores noturnas que se atenuam ou desaparecem durante o dia ou quando ele começa a se movimentar, são provavelmente de origem inflamatória. As dores que se intensificam durante o repouso são, em geral, de origem tóxica (psoite). O fato de serem uni ou bilaterais é também uma indicação. Se unilaterais, são mais provavelmente osteopáticas, se bilaterais, estáticas.

A dor osteopática e sua origem foram objeto de numerosas hipóteses. Pessoalmente, as atribuímos às tensões dos tecidos. Examinamos este assunto em fisiologia. O tecido conjuntivo fibroso, a "fáscia", é um imenso receptor sensitivo da propriocepção. Uma tensão prolongada, mesmo que não muito grande, torna rapidamente os tensorreceptores dolorosos. A tensão dolorosa está em geral ligada à tensão osteopática, seja ela a causa ou o resultado desta tensão.

Com respeito a essas dores osteopáticas, devemos fazer um esclarecimento. Uma lesão osteopática vertebral não pode ser causa de uma irradiação radicular. Hipóteses patológicas e sobretudo pretensões terapêuticas são construídas sobre esta afirmação errônea. Desde o início deste trabalho, dissemos que uma lesão osteopática é uma lesão fisiológica. Se o movimento fisiológico pudesse criar uma irritação radicular, nossa vida seria um sofrimento perpétuo. *Em nenhum caso uma lesão osteopática, que é uma impossibilidade de movimento no interior das amplitudes fisiológicas da articulação, pode acarretar uma irritação radicular.* O osteopata poderá curar falsas ciáticas piramidais e falsas cérvico-braquialgias devidas aos escalenos, mas ele é impotente frente a uma irritação radicular. Nesse sentido freqüentemente pretende-se ter alcançado o sucesso terapêutico. Tal sucesso, no entanto, não passa de falácia.

Para terminarmos esta rápida análise sobre anamnese, é sempre útil conhecermos os tratamentos que o paciente segue ou seguiu. Isto nos permite não cometer os erros de outros. Permite também orientarmos nossa ação em um sentido ou outro. Por outro lado, sendo a medicina atual mais paliativa do que curativa, devemos lembrar que medicamentos podem transformar ou mascarar as dores, modificando os efeitos sem atingir as causas.

OBSERVAÇÃO

Consideramos que o exame estático do paciente é obrigatório. Desenvolvemos longamente esse assunto em nosso livro *As deformidades estáticas*. Todas as deformidades permanentes estão ligadas ao tratamento de Harmonização Postural, mas as tensões que as causaram são freqüentemente a causa de lesões osteopáticas associadas. Por outro lado, os desequilíbrios estáticos compensam com freqüência lesões osteopáticas.

Neste espírito, os grandes movimentos voluntários executados lentamente podem ser uma forma de diagnóstico das anomalias causadoras de lesão. A observação permite facilmente perceber a região onde o movimento não ocorre e em que sentido ele não ocorre. A lesão osteopática pode perturbar várias vértebras ou mesmo todo um segmento. Valorizamos, em especial, dois testes fáceis de serem realizados.

1. — O primeiro refere-se à região lombar. (Fig. 70) O paciente em pé em frente ao terapeuta provoca uma inclinação frontal pélvica fletindo o joelho sem elevar o calcanhar. Esta inclinação se compensa na região lombar por uma concavidade oposta. Se todas as vértebras vão em lateroflexão deste lado, a concavidade é harmônica. Caso contrário, esta harmonia é quebrada por um ângulo nítido na região da vértebra em lesão. Feito o teste de ambos os lados, a lesão estará do lado para onde a curva é harmônica (vai no sentido da lesão).

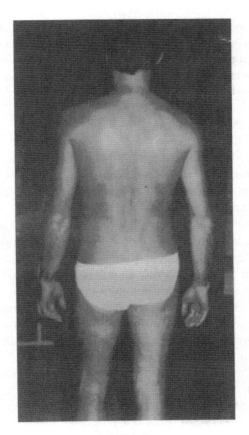

FIGURA 70

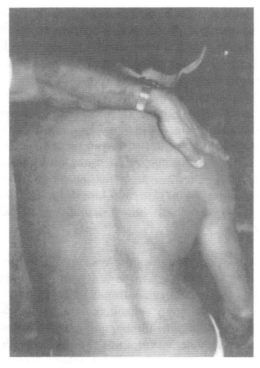
FIGURA 71

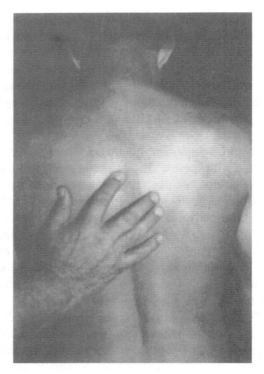
FIGURA 72

2. — O segundo teste é comparável e aplica-se à região dorsal. O paciente encontra-se sentado sobre uma mesa, o terapeuta em pé atrás dele. A concavidade dorsal é produzida com um apoio vertical do terapeuta sobre o ombro do paciente. (Fig. 71) Como no teste anterior, um ângulo nítido rompendo a concavidade é sinal de uma lesão em lateroflexão do lado oposto.

EXAME GERAL

Já expusemos nossas razões para considerar o exame geral como indispensável para uma visão global das lesões. O exame do tronco é a porção principal desse exame geral.

O paciente, sentado sobre uma mesa, realiza uma anteflexão da cabeça. Por meio do jogo das tensões aponeuróticas, todas as curvas tenderão a entrar em uma anteflexão. Todas as facetas articulares colocam-se **sucessivamente** em desabitação, todas as espinhosas sobem **sucessivamente** em relação à apófise espinhosa inferior e todos os espaços interespinhosos abrem-se **sucessivamente** descendo.

Inversamente, durante uma póstero-flexão cervical, as facetas articulares posicionam-se **sucessivamente** em imbricação, as espinhosas descem **sucessivamente** e os espaços interespinhosos fecham descendo.

Se o terapeuta em pé atrás do paciente pousar um dedo leve sobre uma espinhosa (Fig. 72), ele pode perceber sua subida ou sua descida. Da mesma forma, dois dedos sobre duas apófises vizinhas permitirão julgar o distanciamento ou a aproximação delas. Um dedo colocado em um intervalo interespinhoso constatará facilmente a abertura ou o pinçamento deste.

Insistimos muito na palavra "sucessivamente". Devemos entender que nestes movimentos as vértebras desabitam-se umas após as outras descendo e imbricam-se umas após as outras subindo. O movimento de uma espinhosa só pode ser percebido durante um curto instante. É importante que o paciente realize estas ante e póstero-flexões cefálicas o mais lentamente possível. Da mesma forma, o retorno do movimento será feito lentamente. *Em todos os testes de mobilidade, é sempre mais fácil perceber o retorno do que o movimento inicial.*

Estes pequenos movimentos assim produzidos devidos à tensão aponeurótica posterior são muito facilmente perturbados. O bloqueio de uma vértebra anula em geral a desabitação de três ou quatro vértebras inferiores ou a imbricação de três ou quatro vértebras superiores. Neste teste, devemos proceder com método. Como a coluna cervical tem uma fisiologia particular, seu exame geral será descrito com esse segmento. Na região do tronco consideramos apenas quatro segmentos: D1 a D4, D4 a D8,

D8 a D12, D12 a L3. Vimos que L4 e L5 pertencem ao sistema pélvico.

— O terapeuta coloca um dedo sobre a espinhosa de D1, ou dois dedos sobre D1 e D2 ou ainda um dedo entre D1 e D2 de acordo com sua preferência. Solicita ao paciente uma lenta póstero-flexão da cabeça e da coluna cervical. Como a póstero-flexão começa por baixo, se a espinhosa de D1 desce bem, pode-se considerar que D4, D3, D2 e D1 entraram bem em imbricação e transmitiram a tensão para cima. Caso contrário, o terapeuta fará o seguinte raciocínio: D1 pode estar em lesão, mas D2 pode não ter transmitido a tensão. O mesmo teste será realizado, então, sobre D2, e assim consecutivamente descendo. A primeira vértebra que entra bem em imbricação assinalará que a lesão encontra-se na vértebra imediatamente **acima**.

— O terapeuta pousa em seguida seu dedo sobre a espinhosa de D4.

* Num primeiro tempo, solicita ao paciente uma anteflexão da cabeça e pescoço. Se a espinhosa de D4 sobe com o movimento, lembrando que a anteflexão começa por cima, pode-se considerar que D1, D2, D3 e D4 entraram bem em desabitação e transmitiram bem a tensão para baixo. Caso contrário, o teste será repetido sobre D3 e assim consecutivamente subindo. A primeira vértebra que for bem em desabitação assinalará que a lesão encontra-se na vértebra imediatamente **abaixo**.

* Em um segundo tempo, o terapeuta solicita ao paciente uma póstero-flexão e julga as possibilidades de imbricação de D4, D5, D6 e D7 conforme descrevemos anteriormente para D1.

— O mesmo teste duplo é realizado sobre a espinhosa de D8, para o estudo da desabitação de D8, D7, D6 e D5, com uma anteflexão da cabeça, e depois a imbricação de D8, D9, D10 e D11 com uma póstero-flexão.

— O teste duplo utiliza ainda a espinhosa de D12 para julgar a desabitação de D12, D11, D10 e D9; depois, a imbricação de D12, L1, L2 e L3.

— Este exame geral localiza rapidamente uma ou várias lesões entre D1 e L3. Quatro situações são possíveis:

— Uma vértebra vai bem em desabitação e em imbricação. **Ela não se encontra em lesão.**

— Uma vértebra vai bem em desabitação, mas não em imbricação. **Ela se encontra em lesão de desabitação,** flexão dorsal ou extensão lombar.

— Uma vértebra vai bem em imbricação, mas não em desabitação. **Ela se encontra em lesão de imbricação,** extensão dorsal ou flexão lombar.

— Uma vértebra não entra em desabitação nem em imbricação. **Ela se encontra em lesão de lateroflexão.**

TESTES DE MOBILIDADE

Os testes de mobilidade refletem a verdade do exame, o que sempre repetiremos. São os únicos testes nos quais o terapeuta experiente pode realmente confiar. Deve-se compreender a importância e os desdobramentos resultantes destes procedimentos.

A simples palpação das saliências ósseas é enganadora. Na região das vértebras dorsais e lombares, ela é possível praticamente apenas sobre as apófises espinhosas. Um erro a ser evitado é utilizá-la para julgar a rotação. Na região lombar, a defasagem de uma espinhosa não é sinal de uma rotação para o lado oposto, mas de uma lateroflexão para o lado oposto. Não há rotação perceptível na lombar. Na região dorsal, as espinhosas são longas e oblíquas para baixo. Nenhuma é perfeitamente mediana. Todas as espinhosas dorsais são mais ou menos deformadas para um ou outro lado, em conseqüência das tensões aponeuróticas. A defasagem de suas extremidades é, na maior parte dos casos, apenas o sinal da deformação das vértebras.

A. — O exame da coluna dorsal e lombar começa pelo teste de flexão-extensão. Ele guiará os demais testes.

1. — Se uma vértebra for em extensão e flexão, isto é, entra em desabitação e imbricação, **ela não se encontra em lesão.**

2. — Se uma vértebra entra em flexão mas não em extensão, encontra-se em lesão de flexão. Se entra em extensão mas não em flexão, encontra-se em lesão de extensão.

Nestes dois casos, não há certeza de que as duas facetas articulares estejam envolvidas. Ao contrário, é freqüente que a lesão de tensão seja unilateral e uma única faceta encontre-se realmente em lesão. A outra faceta é solidária durante os movimentos simétricos de escorregamento para cima ou ou para baixo, mas ela poderá subir ou descer durante um escorregamento assimétrico de lateroflexão. *S. será possível para um lado.* O terapeuta não deve enganar-se por esta lateroflexão unilateral. Aliás ela é mínima e sem rotação. *Estas lesões devem ser consideradas como lesões de flexão ou extensão bilaterais.*

3. — **Se uma vértebra não entra em flexão nem em extensão, encontra-se em lesão de lateroflexão.** A faceta imbricada do lado da lateroflexão impede a desabitação, e a outra faceta desabitada impede a imbricação. Os testes de mobilidade para a lateroflexão (S.) e a rotação (R.) darão a forma e o lado da lesão.

Acabamos de descrever para o exame geral uma técnica de testes de flexão e extensão utilizando a flexão e a póstero-flexão cervicais. Nós a consideramos a melhor e mais elegante. No entanto, requer mãos experientes. O segmento examinado permanece imóvel e ela é indispensável no exame geral. Para exames mais localizados é possível utilizar diretamente o movimento do segmento a ser examinado, sem levá-lo a uma amplitude máxima.

A técnica mais simples é aplicada em decúbito lateral.

— Paciente em decúbito lateral, terapeuta em frente a ele. (Fig. 73) Este impede que o cliente faça uma rotação do tronco, da cabeça ou uma lateroflexão. Uma almofada redonda é colocada entre a cintura e a mesa.

— Para testar a região dorsal, o terapeuta pousa a cabeça do cliente em sua mão cefálica e a manterá perfeitamente alinhada. Seu indicador caudal controlará o intervalo interespinhoso inferior à vértebra testada (Fig.74). Uma anteflexão passiva da cabeça permitirá julgar a desabitação que separa as duas espinhosas. Uma póstero-flexão permitirá julgar a imbricação que as aproxima. Em uma avaliação mais ampla, é possível utilizar vários dedos sobre várias espinhosas sucessivas.

— Para testar a região lombar, o terapeuta prende a coxa superior do paciente com a mão caudal e controla o intervalo interespinhoso com o indicador cefálico. Uma flexão da coxa leva a uma desabitação lombar por meio da retroversão da bacia e uma extensão leva à imbricação pela anteversão, isto até D9 ou D8. (Fig. 75)

Um teste comparável pode ser realizado com o paciente sentado e com as duas mãos cruzadas sobre a nuca, os braços em ângulo reto com o tronco. O terapeuta encontra-se em pé ao lado, sua mão anterior sustenta os dois cotovelos do paciente, seu indicador posterior coloca-se no intervalo interespinhoso a ser testado. (Fig. 76). A ante e pósteroflexão passivas são realizadas pela alavanca dos braços em ângulo reto.

Como para o teste do exame geral, deve-se lembrar que a abertura e o fechamento do espaço

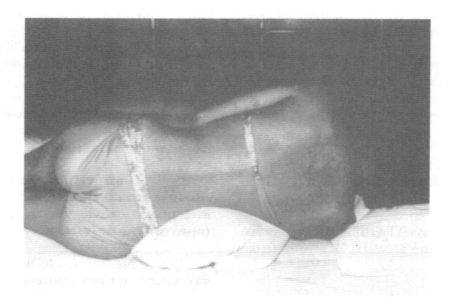

FIGURA 73

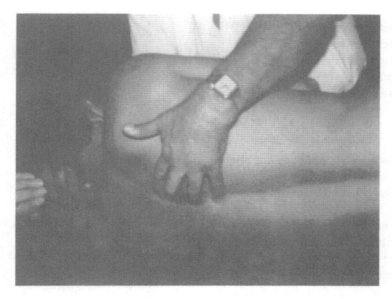

FIGURA 74

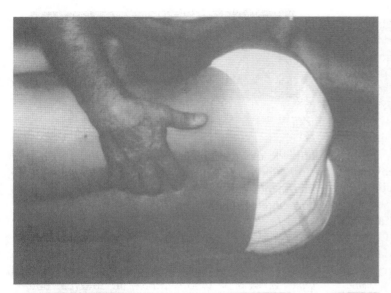

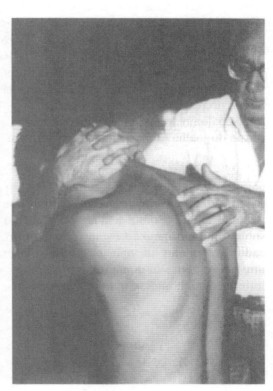

FIGURA 76

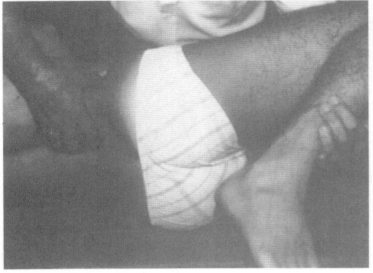

FIGURA 75

interespinhoso só é perceptível por um curto instante. Quanto mais a vértebra examinada é superior, mais rápida será a percepção da abertura na anteflexão (desabitação), mas mais longa será a espera para a percepção do fechamento na póstero-flexão (imbricação) e vice-versa.

B. — Se o teste de flexão-extensão não mostrar desabitação ou imbricação, a vértebra encontra-se provavelmente em lesão de lateroflexão-rotação. Restar-nos-á, então, determinar o lado da lateroflexão.

1. — Um primeiro teste rápido permite, na maioria das vezes, situar o lado da lateroflexão. É suficiente empurrar o segmento em questão para uma concavidade de um lado depois do outro. Do lado da lesão, todas as vértebras entram em lateroflexão, inclusive aquela em lesão entrará com perfeição na concavidade. Deste lado a curva será harmoniosa. (Fig. 77) Ao contrário, do outro lado, a vértebra em lesão não pode entrar na concavidade. A curva será "quebrada" na região da lesão. (Fig. 77) Para a região dorsal, a concavidade é obtida por uma pressão vertical da mão ou do cotovelo do terapeuta sobre o ombro do paciente em posição sentada. (Fig. 78) Para a região lombar esta concavidade é obtida por uma flexão do joelho do paciente em posição em pé.

2. — O teste de lateroflexão dorsal é realizado com o paciente na posição sentada. O terapeuta em pé atrás dele, levemente para o lado, pousa seu antebraço anterior sobre a nuca do paciente, a mão sobre um ombro e o cotovelo sobre o outro. O indicador e o médio da mão posterior se afundam de um lado e outro da ponta da espinhosa da vértebra inferior àquela que se quer testar, para que a obli-

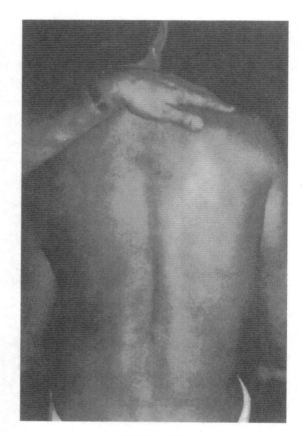

FIGURA 77

qüidade das espinhosas seja considerada. (Fig. 79) Com a ponta de seus dois dedos o terapeuta percebe facilmente o sulco transversal que, de cada lado, corresponde aos espaços intertransversários.

Nesta posição chamada "braço em jugo" o terapeuta força o segmento dorsal a entrar em uma concavidade direita e esquerda por meio de um apoio vertical da mão e depois do cotovelo pousa-

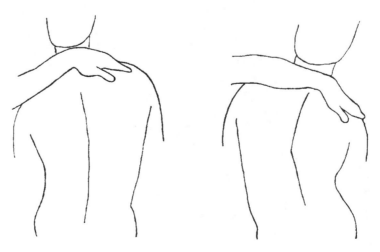

FIGURA 78

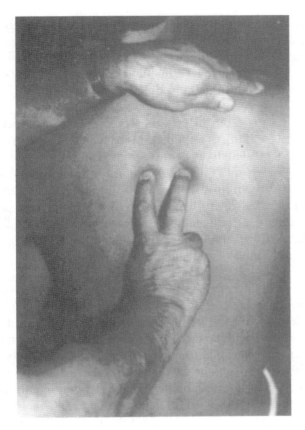

FIGURA 79

C. — O teste de rotação determinará a forma de R.S. ou S.R. e o lado da lesão. Só é possível na região dorsal. É realizado em uma posição comparável à da lateroflexão. Os dedos receptores encontram-se de cada lado da base da espinhosa que corresponde aos dois maciços articulares. O paciente executa lentamente uma rotação da cabeça para um lado, depois do outro e o terapeuta percebe o escorregamento lateral oposto do conjunto. A rotação necessária será tanto maior quanto mais inferior for a vértebra examinada (R. parte de cima). Lembremos que D12 é a vértebra dobradiça. É dorsal em cima mas lombar embaixo. *No plano osteopático, especialmente no que se refere às rotações, D12 é uma vértebra lombar.*

D. — As três primeiras vértebras são um caso particular no que diz respeito ao exame. São vértebras de pouco movimento. Além disso, tendo em conta as duas primeiras costelas muito fechadas, nesse local a lateroflexão é mais teórica do que real. Assim, somos obrigados a julgar uma possível lesão apenas pelo parâmetro rotação. Porém, como acabamos de lembrar, sendo a lateroflexão inexistente, as lesões são sobretudo de rotação.

dos em cada ombro. Com seus dedos receptores, ele percebe o fechamento das transversas do lado da concavidade e a abertura do lado da convexidade. A parte delicada do teste é, evidentemente, esta percepção. Como as vértebras entram umas após as outras em lateroflexão, existe uma passagem curta que se deve sentir. O apoio sobre o ombro deve ser lento e progressivo, lembrando que a lateroflexão é um movimento ascendente.

Pessoalmente procedemos de forma um pouco diversa desta técnica clássica. Nossa pressão sobre o ombro é realizada por pequenos movimentos de vaivém que acentuam pouco a pouco a concavidade. A percepção sob o dedo é dessa forma mais nítida e mais fácil. Podemos facilmente conservar o movimento sob o dedo. **Como sempre, a lesão encontra-se do lado para o qual o movimento é possível.**

3. — O teste lombar também é realizado na posição sentada. O espaço intertransversário é nitidamente mais largo. Os dois polegares podem facilmente ser utilizados como dedos receptores. (Fig. 80) A concavidade é criada de um lado, depois do outro, por leve elevação do ombro do lado oposto. Esta elevação deve ser lenta e de pequena amplitude. Os anglo-saxões dizem ao paciente: "pense em elevar o ombro".

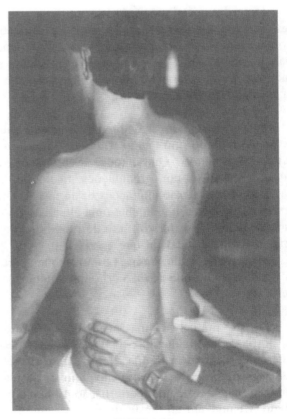

FIGURA 80

— Paciente sentado sobre a mesa de exame com pernas pendentes.

— O terapeuta em pé, atrás dele, coloca suas mãos sobre os ombros com polegares dirigidos para a coluna.

* Para testar a rotação direita, o polegar direito deve pousar levemente sobre a espinhosa da vértebra em lesão e o polegar esquerdo deve bloquear a rotação da vértebra inferior, empurrando a face lateral esquerda da apófise espinhosa. Solicita-se em seguida uma rotação da cabeça para a direita.

* Para testar a rotação esquerda, o polegar esquerdo encontra-se apoiado sobre a vértebra em lesão. O polegar direito bloqueia a rotação da vértebra inferior, empurrando a face lateral direita da apófise espinhosa. Solicita-se em seguida uma rotação da cabeça para a esquerda.

— Do lado para onde a rotação é possível, isto é, do lado da lesão, esta rotação provocará deslocamento da espinhosa para o lado oposto.

OS TESTES SECUNDÁRIOS

Descrevemos alguns testes secundários para as lesões ilíacas e sacras, que devem ser utilizados com prudência no diagnóstico. O mesmo ocorre para o exame vertebral. Pequenas coisas podem ser indicações para o terapeuta, mas devem permanecer apenas como indicações.

1. — Vimos com a fisiologia da fáscia que a pele é forrada por um tecido conjuntivo nutridor: a *fáscia superficialis*. Quase todas as alterações da pele, mudança de cor, granulações, manchas, sardas, espinhas etc., são alterações desta fáscia. Uma lesão osteopática é igualmente uma alteração do tecido conjuntivo periférico, falta de mobilidade que cria uma estase local ou que é criada por ela. Na região vertebral as duas coisas estão freqüentemente ligadas, sendo que a lesão cria uma alteração da pele.

Os que praticavam massagem nos primórdios da profissão de fisioterapia, conheciam essa particularidade da estase líquida. Realizavam um teste que lhes permitia localizar o bloqueio da fáscia e por isso suspeitar de uma perturbação do plano profundo. Chamavam-no "teste da massa sanguínea". Com o paciente em decúbito ventral, formavam uma prega entre o polegar e o indicador de um lado e depois de outro das espinhosas e a deslocavam ao longo do dorso do paciente. Provocavam, dessa forma, uma pequena vermelhidão da pele. Na região do bloqueio fascial era impossível progredir.

2. — Com o teste de flexão-extensão utilizamos as apófises espinhosas no exame. Como não são representativas para o exame das rotações, consideramos que esta seja sua única utilidade nos testes. No entanto, na região lombar, permitem localizar a lateroflexão. Devemos lembrar que as espinhosas lombares são largas, especialmente L2, L3 e L4 e apresentam um ângulo superior e um ângulo inferior nitidamente distintos.

Na lateroflexão, toda a vértebra inclina-se para um lado. O centro desta báscula frontal sobre o núcleo encontra-se na região da superfície inferior do corpo vertebral, isto é, levemente abaixo do ângulo superior da espinhosa. A lateroflexão desloca, dessa forma, um pouco este ângulo superior para seu lado, mas desloca muito o ângulo inferior para o lado oposto. (Fig. 81) A defasagem aparente de uma espinhosa lombar não é sinal de uma rotação, mas de uma lateroflexão para o lado oposto.

A lateralização do ângulo espinhoso para o lado oposto à lateroflexão pode ser detectada na posição sentada. Basta escorregar dois dedos de um lado e outro das espinhosas subindo. A posição mais cômoda é, no entanto, em decúbito lateral, com a bacia e ombros apoiados sobre um mesmo plano horizontal. Nesta posição, devido à gravidade, toda a coluna, especialmente a lombar (toda lateroflexão é lombar), coloca-se em concavidade superior. (Fig. 82) Se uma vértebra encontra-se em lateroflexão para o lado da superfície de apoio, ela não entrará nessa concavidade superior e permanecerá saliente.

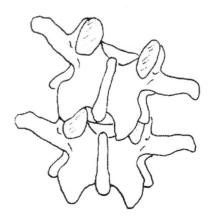

FIGURA 81

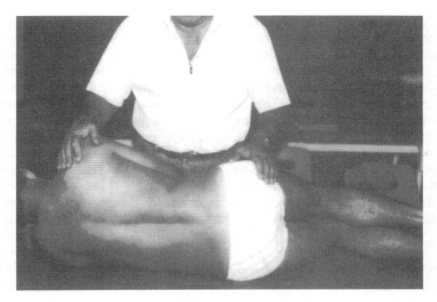

FIGURA 82

— O paciente encontra-se em decúbito lateral. O terapeuta em pé, em frente a ele, coloca seu polegar cefálico sobre a face lateral superior das espinhosas lombares, o escorrega para cima e para baixo para perceber uma eventual saliência de um ângulo inferior que vem romper a harmonia da concavidade. (Fig. 83)

— Como o teste é realizado dos dois lados, a saliência superior de uma espinhosa denuncia uma lesão de lateroflexão para o lado oposto.

3. — O teste de Denis Brookes, válido para todas as regiões, é útil na região lombar. A anteflexão do tronco puxando a região lombar em extensão, isto é, levando as vértebras para uma desabitação, tenderá a corrigir a concavidade lateral na qual as vértebras encontram-se imbricadas. Como esta desabitação é impossível do lado da lesão em lateroflexão, ocorrerá deste lado uma maior tensão. O teste dos polegares ascendentes que descrevemos para o sacro é útil na região das vértebras. O polegar será ascendente do lado da lateroflexão de lesão.

4. — O teste de Schoeber é divertido e às vezes útil quando há dúvida. Com o paciente em pé, traçamos sobre sua pele uma linha horizontal que une as duas E.I.P.S., e um segundo traço paralelo é feito dez centímetros acima. Numa anteflexão, todas as vértebras desabitam-se, os dois traços separam-se e

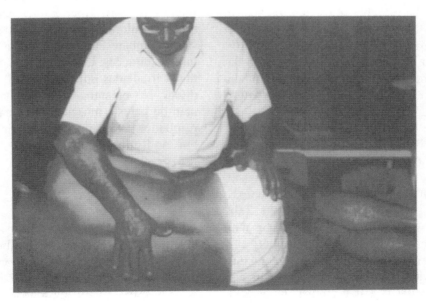

FIGURA 83

o intervalo entre eles aumenta para 15 cm em uma posição extrema. Se uma vértebra lombar encontra-se em lesão de imbricação, ela não entra em desabitação e o distanciamento dos dois traços será reduzido. Da mesma forma, em uma póstero-flexão do tronco que leva as vértebras em imbricação, o intervalo entre os dois traços diminui para 8 cm. Uma lesão de desabitação modificará esta distância. Assim, com a ajuda de um movimento de anteflexão e outro de póstero-flexão, vamos determinar uma lesão de flexão ou extensão lombar e até mesmo uma lesão de lateroflexão se a distância entre os dois traços se modificar nos dois sentidos.

5. — Dissemos que em osteopatia a dor é raramente uma indicação segura. Também nos posicionamos com respeito à origem das dores radiculares. Estamos certos de que uma lesão osteopática, que ocorre no interior das amplitudes fisiológicas, não pode acarretar irritação radicular. Na região dos forames de conjugação, as raízes nervosas são muito bem protegidas pelo opérculo que se adapta ao movimento. Além disso, as raízes ocupam apenas a metade superior dos forames e deslocam-se com a vértebra superior. Não pode haver nenhum cizalhamento nos movimentos fisiológicos. Muitos osteopatas tem pretensões terapêuticas perigosas em relação à região lombar, em especial no que diz respeito às dores ciáticas.

É fácil fazer a diferenciação entre dores osteopáticas que são sempre muito difusas e as dores radiculares que, ao contrário, são muito precisas e seguem o trajeto do nervo.

Na região lombar, conhecemos dois plexos: o plexo lombar constituído pelas raízes L1, L2, L3 e L4 e o plexo sacro com L5 e S1. O nervo fêmurocutâneo, originário de L2, inerva a face externa da coxa. O nervo crural inerva a face ântero-interna da coxa e contorno do joelho. O ciático poplíteo externo, originário de L5, leva sensibilidade para a face externa da perna e face dorsal do pé. O ciático poplíteo interno, originário de S1, inerva a face posterior da perna e a sola plantar. Temos aqui as localizações mais clássicas. Com freqüência são dadas como referência para situar as lesões osteopáticas. Acreditamos que isto não seja correto. Tais dores são forçosamente de origem radicular e não têm nenhuma relação com lesões osteopáticas.

As dores ciáticas ocupam um lugar especial em tudo isto. Na realidade, podem ter duas origens.

A mais conhecida é a dor ciática de origem radicular, sendo que 98% provocadas por hérnia

discal, que muitos osteopatas pretendem curar, o que julgamos, no mínimo, audacioso. Uns repetem aquilo que lhes prometeram durante seus estudos, outros mentem deliberadamente. Alguns curaram falsas ciáticas, que eles próprios haviam diagnosticado. Uma hérnia discal é uma moléstia do disco. É a degeneração do anel fibroso, o que permite a migração posterior da substância nuclear. Nenhuma manobra pode mudar este fato. Se por acaso o terapeuta consegue fazer com que esta hérnia volte a seu lugar, ele presta um mau serviço a seu paciente, colocando-o frente ao risco de uma nova herniação, ainda mais grave, acompanhada de uma paralisia que pode ser irreversível. Estas ciáticas devidas à hérnia discal sempre apresentam um sinal de Laségue positivo e, freqüentemente, uma paresia muscular discreta no território do nervo em questão. A afecção do ciático poplíteo externo (L5) atinge os elevadores do pé e o paciente não pode andar sobre os calcanhares. A do ciático poplíteo interno (S1) atinge os extensores e o paciente não pode andar sobre a ponta dos pés. Nestes casos, o terapeuta manual não deve ser pretensioso e deve aconselhar seu paciente a ver um neurocirurgião.

Menos conhecida e, acreditamos, a mais freqüente, é a falsa ciática. Os nervos sacros que formam o grande nervo ciático saem da coluna pelos forames sacrais anteriores. O primeiro segue o bordo superior do piriforme, o segundo e o terceiro atravessam o músculo entre as inserções de seus três feixes. Por outro lado, o plexo sacro está colado à face anterior do músculo por meio de uma lâmina fibrosa que o recobre, do sacro até a chanfradura ciática maior. Enfim, o nervo ciático sai da cavidade pélvica pela chanfradura ciática maior, exatamente sob o bordo inferior do piriforme. É fácil entender, então, que este músculo, sempre envolvido nos problemas sacros e lombares, comprime o ciático em suas contraturas e retrações. Esta compressão mecânica provoca dores irradiadas em tudo semelhantes às da hérnia discal. No entanto, aqui, não há sinal de Laségue nem de paresia muscular. Tais casos são facilmente resolvidos pelo terapeuta manual, por meio de manobras de Rolfing e *pompages*.

O PSOAS E O PIRIFORME

Estes dois músculos estão sempre envolvidos nos problemas da região lombo-pélvica, quando não são eles próprios os responsáveis pelos seus problemas. Já estudamos as razões com a fisiologia.

Os psoas foram tensionados quando o homem endireitou-se para a posição bípede e suas inserções lombares e trocanterianas são móveis. Isto leva esses dois músculos a retrações e encurtamentos freqüentes. Levando em consideração suas grandes aponeuroses, são músculos de drenagem das cavidades abdominal e pélvica. Assim, freqüentemente, encontram-se em leves estados inflamatórios (psoíte).

Os piriformes também foram perturbados pelo endireitamento humano. Fisiologicamente, são destinados a equilibrar as rotações coxofemorais. A verticalidade pélvica fez com que se tornassem estabilizadores da anteversão insuficientemente mantida pelos músculos grande-glúteos. Esta hiper-solocitação anormal também é fonte de retrações e contraturas desses dois músculos unidos em suas novas funções.

O exame do psoas e do piriforme faz parte de nosso exame geral.

I. — O psoas só pode ser palpado na região do ligamento inguinal, visto que sua aponeurose é aderente a ele.

— Paciente em decúbito ventral.

— O terapeuta em pé ao lado do psoas a ser tratado. Partindo da E.I.A.S., ele afunda os dedos de sua mão cefálica sob os retos anteriores em direção ao púbis. (Fig. 84) Esta penetração é lenta, à medida que o paciente relaxa. Os dedos do terapeuta chegam, dessa forma, sobre uma superfície lisa e plana que é a face anterior do psoas. Uma flexão voluntátia da coxa contra leve resistência da mão caudal do terapeuta permitirá perceber a tensão do músculo sob os dedos cefálicos.

— O psoas retraído ou levemente inflamado encontra-se tensionado e dolorido ou ao menos sensível.

II. — O piriforme é um músculo profundo. Só pode ser palpado na região de seu tendão externo, na face posterior do trocanter maior.

— O paciente encontra-se em decúbito ventral.

— O terapeuta em pé do lado do piriforme a ser tratado, encarando o paciente cefalicamente. O polegar de sua mão externa contorna o trocanter maior até a região póstero-interna. (Fig. 85) A tensão e sensibilidade do tendão são facilmente percebidas nesta região.

AS NORMALIZAÇÕES

As correções clássicas dorsais e lombares são freqüentemente estruturais. A osteopatia moderna substituiu o *trust* por um tempo respiratório corretivo devido à técnica sensorial de Sutherland. Por outro lado, examinaremos nesse capítulo a técnica funcional deste mesmo Sutherland. Se ela é freqüentemente de difícil aplicação, às vezes mesmo impossível em indivíduos muito fortes, é uma técnica de escolha preferencial em pessoas hiperálgicas, em pacientes magros e sobretudo nas crianças. Para estas últimas, constitui nossa técnica de base.

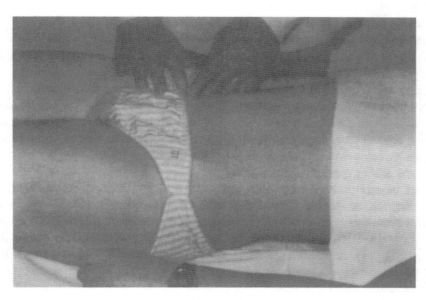

FIGURA 84

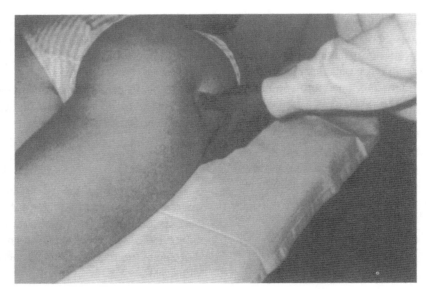

FIGURA 85

OS TEMPOS RESPIRATÓRIOS

Já vimos os tempos respiratórios corretores quando das correções do sacro. Na região vertebral são simples de serem entendidos.

Durante a **inspiração,** toda a coluna vertebral endireita-se, e as curvas entram em extensão. As facetas articulares dorsais imbricam-se, e as lombares desabitam-se. Para corrigir uma lesão de desabitação dorsal ou imbricação lombar, isto é, **para corrigir uma lesão de flexão, o paciente deverá inspirar.**

Durante a **expiração,** toda a coluna desaba. As curvas são levadas para uma flexão. As facetas articulares dorsais desabitam-se, as lombares imbricam-se. Para corrigir uma lesão de imbricação dorsal ou de desabitação lombar, isto é, **para corrigir uma lesão de extensão, o paciente deverá suspirar.**

Os tempos respiratórios corretores das lesões R.S. e S.R. são mais sutis de serem entendidos. Considerando as lesões lombares como lesões de lateroflexão puras, o problema não se impõe nessa região, mas deve ser considerada na região dorsal. No início deste capítulo, em nossa revisão de fisiologia, vimos que nestas lesões o escorregamento lateral dessas facetas ocorre sobre uma oblíqua ascendente ou descendente, de acordo com o lado da rotação. Na região dorsal, esse escorregamento é descendente nas lesões em S.R. e ascendente nas lesões em R.S. (Fig. 86) A faceta imbricada da lesão em S.R. encontra-se assim mais imbricada pela rotação, a faceta desabitada da lesão em R.S. mais desabitada por causa da rotação. Em uma lesão em S.R. dorsal, o tempo respiratório corretivo será escolhido de acordo com a faceta mais imbricada (extensão), assim como em uma lesão em R.S. segundo a faceta mais desabitada (flexão). **A correção S.R. será feita durante uma expiração, e a correção R.S. durante uma inspiração.**

OS BLOQUEIOS

A osteopatia moderna é precisa. Como corrige micromovimentos, as normalizações devem ser realizadas também por micromovimentos. Isto supõe uma localização perfeita, cujo segredo está no estabelecimento dos bloqueios. As coisas são simples de serem entendidas. Em cada correção, uma peça óssea é fixa e a outra, móvel. Na normalização, um bloqueio mecânico imobilizará a peça fixa e um outro bloqueio incluirá a peça móvel em seu movimento de correção.

Utilizamos três formas de bloqueios mecânicos para as normalizações dorsais e lombares, que são arbitrariamente denominados: bloqueio anatômico, bloqueio fisiológico e bloqueio de pequenas alavancas.

1. — O bloqueio anatômico é realizado por meio de uma imbricação ou desabitação completa do segmento. A anteflexão é utilizada para a desabitação e a póstero-flexão para a imbricação. A anteflexão provém de cima, e por isso o bloqueio em desabitação será um bloqueio descendente. Inversamente, como a póstero-flexão provém de baixo, o bloqueio em imbricação será ascendente.

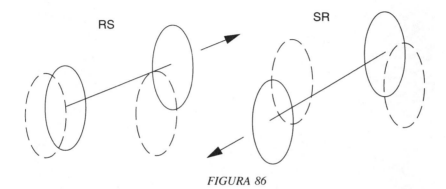

FIGURA 86

O bloqueio descendente é em geral realizado na posição sentada, utilizando a cabeça ou os braços fletidos e em 90 graus com o corpo, como alavanca. Quanto maior for a anteflexão, mais inferior o bloqueio. No entanto, é raro que ultrapasse D9 ou D10.

Independentemente deste bloqueio descendente é possível estabelecer as duas formas de bloqueio anatômico, partindo de baixo. Estes bloqueios mais comuns utilizam os movimentos de anteversão e retroversão da cintura pélvica.

— Em posição sentada, o paciente encontra-se normalmente sobre os ísquios e suas vértebras em situação de *easy-flexion*. Se levar seu peso para a frente e sentar-se sobre as coxas, a anteversão pélvica levará as vértebras para uma imbricação, tão mais alta quanto maior for a anteversão. Ao contrário, se o paciente senta-se sobre seu cóccix, a re-troversão pélvica levará as vértebras para uma de- sabitação.

— Nesta forma de bloqueio anatômico ascendente, a posição de decúbito lateral é a mais empregada. A anteversão é obtida pela extensão do quadril superior, e a retroversão, pela flexão. Na extensão, a anteversão pélvica começa assim que o quadril chega a uma flexão de 30 graus. A partir dessa posição, as vértebras lombares começam a imbricar-se sucessivamente, imbricação que pode chegar a D9 ou D8. A retroversão pélvica principia por volta de uma flexão de 90 graus. As vértebras lombares desabitam-se sucessivamente até D6.

2. — O bloqueio fisiológico é estabelecido por uma rotação do tronco, que pode ser exemplificada nas normalizações do ilíaco e do sacro. A rotação do tronco começa por cima; o bloqueio fisiológico será sempre um bloqueio descendente. As lesões em R.S. e em S.R. são corrigidas mais freqüentemente pelo parâmetro rotação, e o bloqueio fisiológico é estabelecido do lado da rotação corretiva.

3. — Os bloqueios por meio de pequenas alavancas utilizam as apófises espinhosas e transversas. As espinhosas são empregadas sobretudo para bloquear a rotação da vértebra fixa, por meio de um apoio sobre a face lateral da espinhosa, do lado oposto à rotação de correção, ou seja, do lado da rotação de lesão. Com o mesmo objetivo, um apoio para a frente pode ser feito sobre a transversa do lado da rotação corretiva, para impedi-la de posteriorizar-se. As mesmas transversas podem ser utilizadas com um objetivo corretivo. Um empurrar para a frente provoca uma rotação da vértebra para o lado oposto. Veremos na técnica funcional de Sutherland a desabitação da vértebra por um empurrar da transversa para cima e para a frente.

AS POMPAGES

Iniciaremos o estudo das *pompages* com o sacro. Como para as lesões sacras, o psoas e o piriforme estão sempre envolvidos nos problemas lombares. Pedimos ao leitor que volte ao capítulo sobre o sacro, para a descrição das *pompages* sobre estes músculos.

Pompage *lombar*

— Paciente em decúbito ventral. Uma almofada é colocada sob o abdome para limitar a lordose.

— O terapeuta em pé, na região da coluna lombar, coloca sua mão caudal sobre a porção dorsal inferior, os dedos em direção cefálica. Sua mão cefálica encontra-se em apoio sobre o sacro, os dedos em direção caudal. Os antebraços estão, dessa forma, cruzados. (Fig 87)

— A tensão é obtida por um impulso dado em sentidos opostos pelas duas mãos.

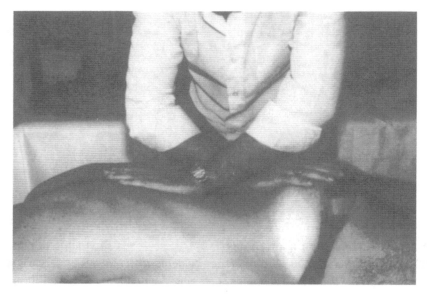

FIGURA 87

Pompage *lombar*

— Paciente em decúbito dorsal, glúteos na ponta da mesa, ambos os membros inferiores fletidos sobre o abdome, joelhos levemente separados.

— O terapeuta em pé, na ponta da mesa, coloca os pés do paciente apoiados sobre as faces anteriores de seus ombros. Suas mãos apóiam-se sobre a base posterior das coxas. (Fig. 88)

— A tensão é obtida pelo avanço do tronco e ombros do terapeuta que, ao mesmo tempo, realiza um contra-apoio sobre a raiz das coxas.

Pompage *dorsal superior*

— Paciente em decúbito dorsal.

— O terapeuta, sentado à cabeceira do paciente, coloca o queixo deste na palma de uma de suas mãos, para evitar um apoio doloroso desta região. Esta mão repousa sobre a mesa por meio de sua face dorsal de tal forma que a coluna cervical encontre-se em hiperflexão (bloqueio anatômico em imbricação). A outra mão prende a linha curva occipital superior pelo seu bordo cubital. (Fig. 89)

— A tensão é obtida por uma tração da mão occipital; o queixo serve de ponto fixo.

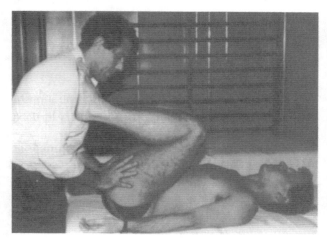

FIGURA 88

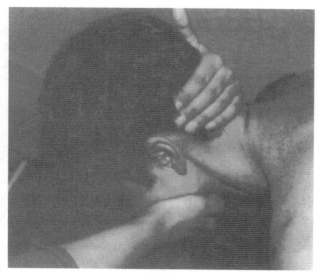

FIGURA 89

NORMALIZAÇÕES LOMBARES

Nossa descrição de normalizações lombares começa com aquela que certamente causou os maiores prejuízos à osteopatia, é a mais freqüentemente apresentada como exemplo de "manipulação vertebral". É a também a mais imitada por terapeutas que não tiveram coragem suficiente para aprender e vêem nela apenas uma torção brusca do tronco que "recoloca a vértebra no lugar" (sic). *Quanto mais "estalar", melhor.* Existe ainda uma segunda razão mais grave por dizer respeito a profissionais competentes. Baseando a correção lombar em uma rotação que não existe, não apenas ela será ineficiente como pode ser prejudicial para os pacientes portadores de deterioração discal. Aqui a descreveremos um pouco modificada por aqueles que têm consciência de sua importância. É a correção mais clássica, mas, pessoalmente, não a utilizamos mais há anos.

— O paciente encontra-se em decúbito lateral do lado da lateroflexão de lesão. Nesta posição, a espinhosa da vértebra em lesão é saliente para cima dentro da concavidade. As coxas encontram-se em flexão de 60 graus, e uma almofada mantém a cabeça reta.

— O terapeuta encontra-se em pé em frente ao paciente. Por meio de uma flexão da coxa superior, ele traz o bloqueio anatômico até a vértebra inferior àquela a ser corrigida. Controla esse nível entre o polegar e o indicador com sua mão cefálica. (Fig. 90A) Deixando cair a coxa no vazio, ele a fixa, fletida, apoiando-a sobre seu joelho caudal. Por um empurrar de seu antebraço cefálico no sulco delto-peitoral do paciente, estabelece um bloqueio fisiológico até a vértebra em lesão que ele controla com sua mão caudal. (Fig. 90B) Dessa forma dois bloqueios são constituídos. Os dois polegares do terapeuta, um sobre o outro, apóiam-se sobre a face lateral da espinhosa em lesão.

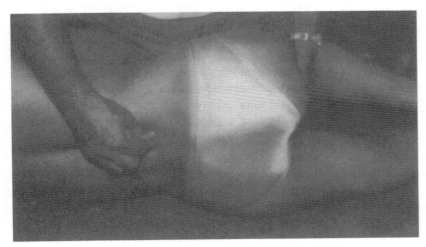

FIGURA 90A

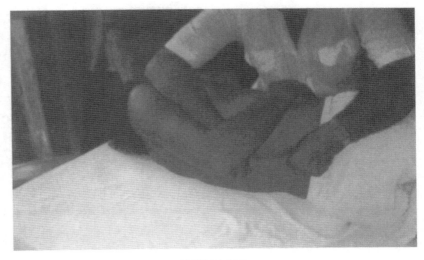

FIGURA 90B

— A correção é obtida durante uma expiração relaxante do paciente, por um pequeno *trust* para baixo dos dois polegares sobre a espinhosa saliente. É acompanhado por um leve empurrão do antebraço cefálico que, por meio de uma falsa rotação lombar, facilita a descida da espinhosa. (Fig. 90C)

Lesão de lateroflexão

Acabamos de dizer que esta correção, mesmo modificada, nos parece mal adaptada. Acreditamos que a rotação lombar seja inexistente e que estas lesões lombares devam ser consideradas como puras lesões de lateroflexão. Dissemos, quando do teste de flexão-extensão, que a lateroflexão de lesão é uma lesão de flexão de um lado (imbricação), e uma lesão de extensão do outro (desabitação). Pessoalmente a corrigimos por meio de duas normalizações sucessivas: uma normalizando a flexão, a outra normalizando a extensão. Que importa qual faceta será tratada em primeiro lugar? Como não encontramos nenhuma manobra correspondente na literatura, consideramos que estas duas normalizações são de nossa própria autoria.

Lesão de flexão

— Paciente em decúbito lateral.

— O terapeuta em pé em frente ao paciente. Como para a correção anterior, com sua mão caudal ele realiza um bloqueio anatômico até a vértebra inferior àquela a ser corrigida. Da mesma forma, com seu antebraço cefálico, realiza o bloqueio fisiológico até a vértebra em lesão.

— Para a correção o terapeuta fixa o bloqueio fisiológico. O paciente suspira, acumula as tensões, depois inspira profundamente. Nesta inspiração corretiva, o terapeuta exagera a flexão da coxa, desabitando, dessa forma, a vértebra abaixo da vértebra em lesão. (Fig. 91) Trata-se aqui de uma correção indireta.

Lesão de extensão

— Paciente em decúbito lateral.

— O terapeuta em pé em frente ao paciente. Aqui ele não pode utilizar o bloqueio fisiológico da correção da flexão, porque este seria destruído pela extensão da coxa, tornando-se necessária essa correção. Ele deve instalar seu paciente na Posição de Sim, com o peito sobre a mesa, passar seu antebraço caudal sob a coxa superior e prender a perna do paciente com o joelho deste em flexão máxima. Em um primeiro tempo, controlando a espinhosa com sua mão cefálica, o terapeuta traz o bloqueio fisiológico até a vértebra em lesão, utilizando a coxa como uma alavanca. (Fig. 92A) para corrigir o excesso de rotação do tronco com a cintura pélvica. Em um segundo tempo, conservando com cuidado esta rotação, por meio de uma extensão progressiva do quadril superior, ele traz o bloqueio anatômico até a vértebra inferior. (Fig. 92B)

— A correção é obtida pelo exagero de extensão do quadril superior que, em uma expiração corretiva, imbrica a vértebra inferior sob a vértebra em lesão.

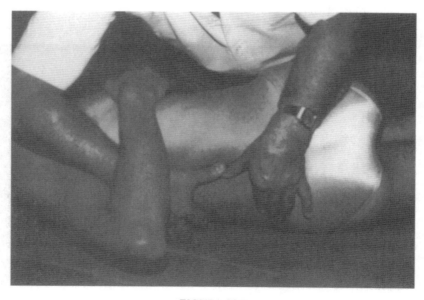

FIGURA 90C

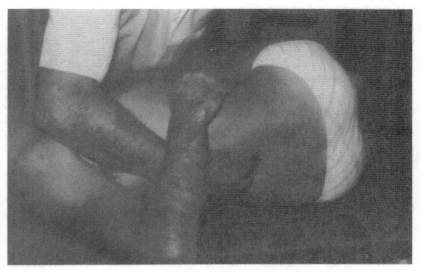

FIGURA 91

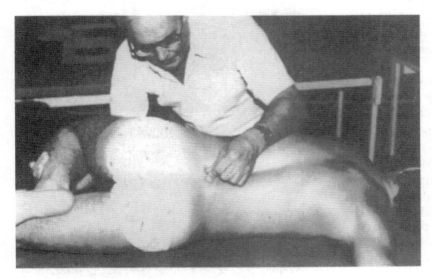

FIGURA 92A

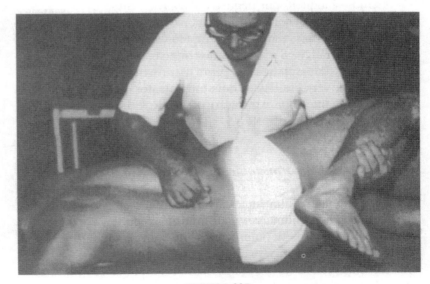

FIGURA 92B

NORMALIZAÇÕES DORSAIS

Lesões em S.R. ou R.S.

— Paciente sentado sobre suas coxas de forma a fazer o bloqueio subir, em imbricação, até a vértebra inferior àquela a ser corrigida. O braço do lado da rotação de lesão com o cotovelo fletido em 90 graus com o corpo, mão na nuca. A mão oposta fixa o cotovelo para manter solidamente esta posição.

— O terapeuta em pé do lado oposto ao braço fletido.

1. — Para realizar o bloqueio superior, o terapeuta prende o braço do paciente com sua mão anterior o mais próximo possível do cotovelo. Para uma lesão em S.R. esse braço deve passar sob a axila do paciente; para uma lesão em R.S. o braço deve pousar sobre o ombro oposto à lesão.

2. — O bloqueio inferior é constituído por um apoio do polegar da mão anterior sobre a face lateral da espinhosa da vértebra inferior à vértebra a ser corrigida, do lado da rotação de lesão.

3. — Para S.R., puxando o braço fletido (correção de R.) e levando o ombro oposto do paciente (correção de S.), o terapeuta traz o bloqueio superior até sentir a vértebra inferior sendo levada em uma posição corretiva. (Fig. 93A) Para R.S. ele traz o mesmo bloqueio superior em rotação, mas corrige a lateroflexão pelo apoio do cotovelo sobre o ombro oposto. (Fig. 93B)

Como o bloqueio por pequena alavanca é difícil de ser mantido por muito tempo, o terapeuta deve sincronizar dois movimentos rápidos de correção. Ele exagera R. e S. e ao mesmo tempo empurra a face lateral da espinhosa superior para evitar a rotação dessa vértebra. Esses dois movimentos são realizados durante uma expiração para S.R. e durante uma inspiração para R.S.

Lesão D1, D2, D3 por meio de alavanca cervical

Para entender a alavanca cervical é necessário lembrar que a coluna cervical inferior só pode realizar movimentos de lateroflexão-rotação para o mesmo lado. Assim, se colocarmos a coluna cervical inferior em lateroflexão para uma lado e em rotação para o outro, todas as vértebras se

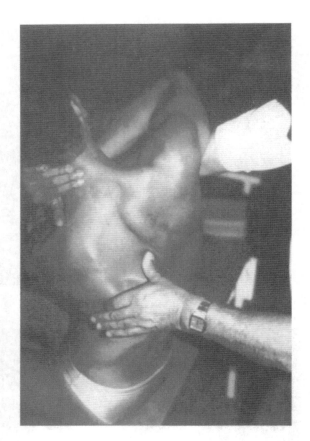

FIGURA 93A

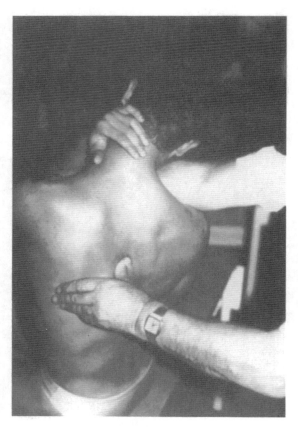

FIGURA 93B

encontrarão bloqueadas por causa desta impossibilidade funcional, formando um bloco rígido que pode ser usado como alavanca.

— Sentado sobre uma cadeira, o paciente inclina-se levemente para a frente sobre as coxas, fazendo subir o bloqueio em imbricação até a vértebra inferior.

— Em pé atrás do paciente, o terapeuta pousa seu cotovelo sobre o ombro do lado oposto à rotação de lesão. Seu antebraço apóia-se contra a cabeça do paciente, e sua mão aberta, contra o ápice do crânio. O polegar da outra mão ele apóia sobre a face lateral da espinhosa da vértebra abaixo daquela em lesão do lado da rotação de lesão. Nesta posição, conservando o antebraço colado contra a cabeça do paciente, o terapeuta provoca uma leve póstero-flexão, e depois empurra a coluna cervical em lateroflexão para o lado oposto ao do apoio do braço. Por uma circundução para a frente, instala uma rotação corretiva, conservando a lateroflexão, até sentir que esta correção chegou à vértebra inferior àquela em lesão, que está sendo mantida pelo polegar que detectará o movimento. (Fig. 94)

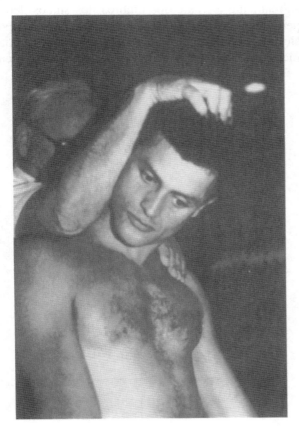

FIGURA 94

— A correção é obtida por dois movimentos simultâneos: um que exagera a circundução e outro que empurra a face lateral da espinhosa da vértebra inferior.

Correção dorsal por pequenas alavancas

Esta correção é provavelmente uma das mais conhecidas, especialmente por aqueles que acreditam poder praticar a osteopatia sem tê-la aprendido. Achamos que está longe de ser uma correção plenamente satisfatória, pois destina-se apenas ao parâmetro de lesão de rotação, negligenciando o de lateroflexão, com freqüência o mais importante. Praticada por não iniciados, ela é em geral mal adaptada, visto que estes avaliam a rotação pelo deslocamento lateral da espinhosa.

— Paciente em decúbito ventral, braços pendentes de cada lado da mesa. A cabeça encontra-se girada para o lado oposto à rotação de lesão, isto é, do lado da rotação de correção.

— O terapeuta em pé do lado da lesão. Por uma inclinação radial de seus dois punhos, faz seus dois pisiformes tornarem-se mais salientes. Apóia o pisiforme da mão caudal sobre a transversa da vértebra em lesão do lado da rotação de lesão. O pisiforme da mão cefálica realiza um contra-apoio sobre a transversa da vértebra inferior, do lado oposto à rotação de lesão. (Fig. 95)

Nesta correção deve-se lembrar a diferença de altura que existe entre a apófise espinhosa e a transversa da mesma vértebra.

— A correção é realizada no fim da expiração, por um empurrar rápido das duas mãos para baixo.

Lesão de flexão

As lesões de flexão dorsal, isto é, de desabitação, são relativamente freqüentes. São lesões de achatamento, em geral lesões de carga, de fadiga ou esforço. Como as espinhosas limitam rapidamente as possibilidades de extensão, as lesões de imbricação desta região são praticamente impossíveis.

— Paciente em posição sentada.

1. — Para as lesões entre D11 e D7 ou D8, ele leva seus dois punhos fechados para trás, colocando o bordo superior na região das transversas da vérte-

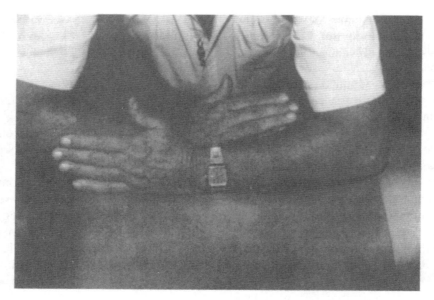

FIGURA 95

bra inferior àquela em lesão. (Fig. 96A) Os dois punhos podem facilmente ser substituídos por dois apoios firmes (duas bolinhas de tênis) ou por duas toalhas enroladas.

2. — Para as lesões entre D8 e D4, ele apóia as duas mãos cruzadas sobre a nuca, úmeros perpendiculares ao corpo, cotovelos próximos um do outro. O terapeuta fará o bloqueio anatômico subir até a vértebra inferior àquela em lesão, por meio de uma extensão dorsal, utilizando um apoio sobre ambos os antebraços do paciente. (Fig. 96B)

3. — Para lesões entre D4 e D1, o bloqueio anatômico em extensão até a vértebra inferior é obtido por um afastamento progressivo dos cotovelos. (Fig. 96C)

— O terapeuta em pé, atrás do paciente, passa seus dois braços sob as axilas deste, e seus dois antebraços, com punhos em pronação, apóiam-se solidamente à frente dos ombros nos sulcos deltopeitorais. (Fig. 96A) O paciente encontra-se na posição já descrita para lesões entre D8 e D4 (as duas mãos cruzadas sobre a nuca, úmeros perpendicu-

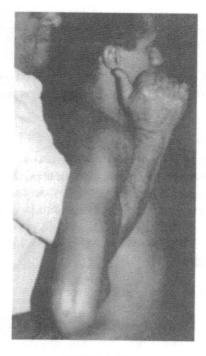

FIGURA 96A

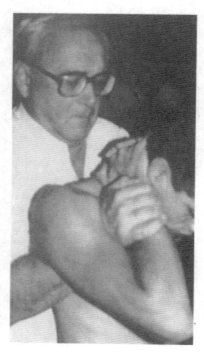

FIGURA 96B

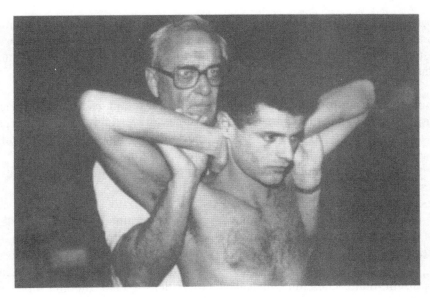

FIGURA 96C

lares ao corpo); o terapeuta segura, então, os dois antebraços (Figs. 96B e C) para manter a extensão dorsal e o afastamento dos braços. O nível do bloqueio em extensão não é de precisão rigorosa.

— Após uma expiração preparatória do paciente e acúmulo das tensões, a correção é obtida por uma tração para trás dos dois antebraços e um empurrar para a frente do peito.

NORMALIZAÇÕES FUNCIONAIS

Sutherland é, acreditamos, um dos nomes mais célebres da osteopatia. Osteopata de segunda geração, a ele devemos, entre outras coisas, a osteopatia craniana e todas as vantagens que ela nos traz. Inspirando-se nesta técnica na qual as correções de base são feitas no sentido da lesão, ele as preconiza para a osteopatia em geral: são as denominadas normalizações funcionais que utilizam os mesmos princípios. Pessoalmente, após termos sido muito reticentes, até mesmo céticos em relação a esta técnica, estamos convencidos do valor destas manobras em certas circunstâncias. Embora em geral utópica na região das lombares, é uma técnica maravilhosa para as crianças. Por outro lado, em pacientes hiperálgicos, intocáveis, permite iniciar precocemente o tratamento. Enfim, isto não é seu menor mérito, é a esta técnica de correção que devemos a utilização dos tempos respiratórios.

A. — As regras das correções vertebrais pela técnica funcional são simples. Para Sutherland, somente a lateroflexão de lesão deve ser levada em consideração, sendo que sua normalização leva, forçosamente, à normalização da rotação. Sobre este ponto somos reticentes. Os dois parâmetros de lesão são independentes, podendo um dominar o outro. A lateroflexão domina completamente na região lombar, domina com freqüência na região dorsal alta e é muito freqüentemente dominada pela rotação na região dorsal inferior.

1. — **As articulações em lesão são sempre puxadas no sentido de sua lesão**: uma faceta desabitada no sentido da desabitação, e uma faceta imbricada no sentido da imbricação.

2. — **O exagero da lesão é obtido por um empurrar ântero-superior sob a transversa.** Empurramos a transversa da vértebra em lesão para exagerar a desabitação, e a da vértebra inferior àquela lesada para exagerar a imbricação. Para esclarecer, tomemos D7 como exemplo.

— D7 encontra-se em lesão de flexão (desabitação). O terapeuta empurra as duas transversas de D7.

— D7 encontra-se em lesão de extensão (imbricação). O terapeuta empurra as duas transversas de D8.

— D7 encontra-se em lesão S.R. direita (portanto S. à esquerda), a faceta esquerda encontra-se imbricada, a direita desabitada. O terapeuta empurra a transversa direita de D7 e a esquerda de D8.

— D7 encontra-se em lesão R.S. direita, a faceta direita encontra-se imbricada e a esquerda desabitada. O terapeuta empurra a transversa direita de D8, e a esquerda de D7.

3. — **O empurrar ântero-superior acompanha-se de um tempo respiratório que exagera a lesão.**

Muito perplexos frente a este método de correção que lhes parecia muito simplista, muitos osteopatas franceses pensaram poder aí juntar um tempo corretor, isto é, segundo o mesmo princípio, uma manobra que vá contra a lesão. A experiência mostrou a inutilidade deste tempo de consolidação.

B. — A técnica das normalizações funcionais é também muito simples.

— Paciente sentado em frente a uma mesa sobre um tamborete, ou melhor ainda, sobre a ponta dos joelhos do terapeuta, pousa seus dois cotovelos sobre uma mesa em frente, os antebraços em posição vertical, os dois punhos fechados, distantes da cabeça.

— O terapeuta sentado atrás do paciente, os dois polegares sob as transversas que devem ser mobilizadas. (Fig. 97A)

— Para a correção, o terapeuta exerce um empurrar para cima e para a frente sob as transversas.

* Para uma lesão de desabitação, sob as transversas da vértebra em lesão, durante uma expiração para a região dorsal e durante uma inspiração para a região lombar. Durante esse tempo respiratório, o paciente recua levemente seus dois cotovelos. (Fig. 97B)

* Para uma lesão de imbricação, sob as transversas da vértebra inferior durante uma inspiração para a região dorsal e durante uma expiração para a região lombar. Durante o tempo respiratório, o paciente avança levemente seus dois cotovelos.

* Para uma lesão de lateroflexão, sob a transversa da vértebra inferior do lado da lateroflexão e sob a transversa em lesão do lado oposto. O paciente avança o cotovelo do lado da lateroflexão, recua o do lado oposto, durante uma inspiração, para as lesões S.R., e durante uma expiração, para as lesões R.S. (Fig. 97C)

NORMALIZAÇÕES SENSORIAIS

No capítulo sobre generalidades, já abordamos a correção sensorial por meio dos tempos respiratórios. Aliás, ela acompanhou a maior parte das nossas normalizações.

Todas as peças ósseas são mobilizadas pelos movimentos respiratórios, não apenas pela respiração craniana, mas também pela ventilação pulmonar. Todas as curvas vertebrais endireitam-se durante a inspiração: extensão cervical (desabitação), extensão dorsal (imbricação), extensão lombar (desabitação), flexão sacra. Todas as curvas exage-

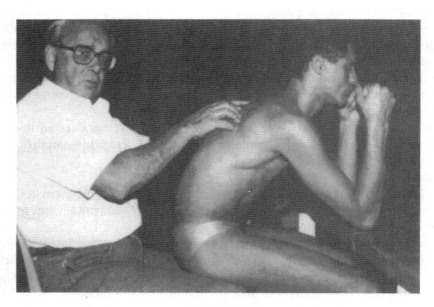

FIGURA 97A

ram-se na expiração: flexão cervical (imbricação), flexão dorsal (desabitação), flexão lombar (imbricação), extensão sacra. Sabemos que o tempo corretor de uma lesão em S.R. é a expiração, o de uma lesão em R.S. é a inspiração. Enfim, durante a inspiração todos os ossos pares tendem a uma rotação externa, enquanto durante a expiração tendem a uma rotação interna. (Fig. 97C)

Até agora, utilizamos o tempo respiratório para substituir ou completar o *trust* dos anglo-saxões. No entanto, o tempo respiratório pode ser empregado sozinho. Nos casos agudos, em que qualquer manobra de normalização é impossível, essas correções permitem preparar o paciente. Elas trazem um alívio suficiente das dores para podermos abordar um tratamento mais sério o mais rapidamente possível. Com um pouco de experiência, podemos imaginar as grandes linhas da lesão, quando o exame não for possível. O terapeuta coloca o paciente em uma posição geral de correção, depois faz com que lentamente ele realize os três tempos da normalização sensorial:

— Um tempo respiratório de preparo, inverso ao tempo corretivo.

— Um tempo de apnéia em inspiração ou expiração, dito tempo de "acumulação das tensões".

— Tempo respiratório de correção.

LESÕES DO SEGUNDO GRAU

Não se deve confundir lesão do segundo grau com lesões secundárias. Estas são lesões clássicas que compensam a lesão osteopática de uma outra peça óssea ou equilibram o desequilíbrio de um segmento.

A lesão do segundo grau é particular e só é possível na região dorsal alta D3, D4, D5. Noventa e oito por cento dos casos situam-se em D4, centro de gravidade do equilíbrio estático e região da pequena

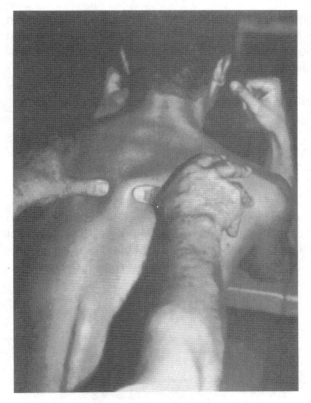

FIGURA 97B

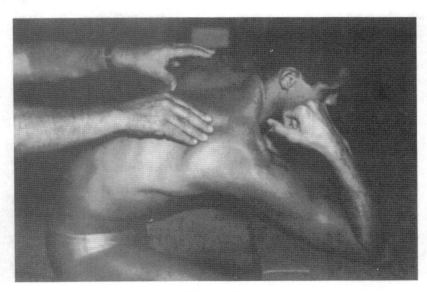

FIGURA 97C

escoliose aórtica. Esta vértebra é, na realidade, o centro de todas as compensações estáticas em S.R.

A lesão do segundo grau é uma lesão que se produz sobre uma vértebra já em lesão S.R. Ao contrário de todas as lesões osteopáticas que se realizam no interior das possibilidades fisiológicas, esta é uma lesão completamente fora da fisiologia. **É uma verdadeira entorse do anel fibroso.** Ela é quase sempre traumática, às vezes devida a um esforço de torção do tronco, e, às vezes, a uma inadequada correção osteopática, feita após um diagnóstico incorreto.

Toda compreensão dessa lesão relaciona-se com a faceta imbricada do lado da lateroflexão. Quanto ao tempo corretor respiratório das lesões em S.R., levando em conta a inclinação da vértebra do lado da lateroflexão, vimos que o escorregamento lateral das facetas na rotação imbrica ainda mais o lado da lateroflexão. O máximo de lesão corresponde à faceta imbricada que também recebe a ação da gravidade. (Fig. 98) Imaginemos que esta vértebra em lesão S.R. seja submetida a uma rotação brutal para o lado oposto à sua rotação de lesão, isto é, para o lado de sua lateroflexão, para o lado de sua faceta duplamente imbricada. Corrigindo R. ela pode tembém corrigir S. Esta rotação realiza-se, então, sobre o ponto de rotação fisiológica, no centro do corpo vertebral. Pode ocorrer também de esta lateroflexão não se corrigir. Lembremos que na região de D4 a lateroflexão domina amplamente a rotação. Neste caso, a faceta imbricada torna-se o ponto de apoio desta rotação brutal e o corpo vertebral tende a escorregar lateral e um pouco anteriormente, o que é impedido pelo núcleo. (Fig. 99)

Durante o exame, o terapeuta conclui que todos os testes de mobilidade são impossíveis. A espinhosa encontra-se afundada e levemente deslocada para o lado da lesão. Tanto a espinhosa quanto a transversa são dolorosas à pressão e a transversa encontra-se levemente posteriorizada para o mesmo lado. Além disso, e este é o principal ponto para o diagnóstico, o paciente queixa-se de uma sensação de queimadura entre as escápulas. Esta dor é típica de um cizalhamento do disco intervertebral, que não pode suportar um escorregamento lateral da vértebra. Já dissemos que esta lesão é uma verdadeira entorse do anel fibroso.

Normalização de uma lesão de segundo grau

Esta correção só é aplicada para lesão do segundo grau, que traz a vértebra para sua lesão inicial em S.R. Sendo esta última uma lesão de compensação ou secundária, será analisada neste contexto e, eventualmente, corrigida em um segundo tempo.

A correção utiliza a fisiologia que criou a lesão, isto é, o ponto de apoio da faceta imbricada.

— Paciente em posição sentada, os dois cotovelos fletidos, mãos na nuca e úmeros perpendiculares ao corpo.

— O terapeuta em pé, atrás do paciente, levemente para o lado oposto à lesão. Coloca seu polegar do lado da lesão sobre a articulação imbricada, isto é, sobre a transversa correspondente. Seu outro braço encontra-se sob o úmero mantido a 90 graus. (Fig. 100)

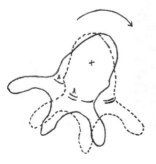

FIGURA 98   FIGURA 99

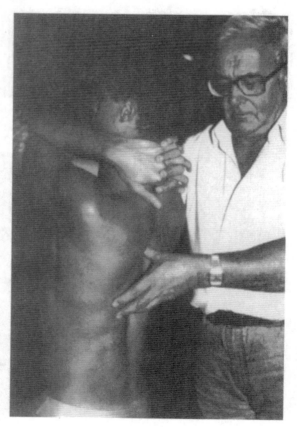

FIGURA 100

— Para a correção, o paciente leva seu peso para trás sobre o polegar do terapeuta para assim fixar o ponto de apoio sobre a faceta imbricada. Uma vez que isto esteja bem estabelecido e mantido, o terapeuta eleva os dois braços fletidos para "descompri- mir" os corpos vertebrais por meio de uma póstero-flexão da vértebra em lesão. Em seguida gira leve- mente a região superior do corpo uns 5 graus, mantendo fixo o polegar, depois retorna à posição inicial.

AS COSTELAS

É difícil separar as lesões de costelas de lesões dorsais. No entanto, elas não se encontram necessariamente ligadas. A lesão de uma costela acompanha, com freqüência, a lesão de sua vértebra, embora possa existir sozinha. Em um caso é secundária ao movimento vertebral e em outro, é resultado da mecânica torácica. A teoria osteopática preconiza que se corrija a costela apenas após a normalização da vértebra. Devemos dizer que em várias ocasiões tivemos de corrigir a costela antes de conseguirmos normalizar a vértebra.

As lesões de costela são muito dissimuladas. Quando recentes são dolorosas, e as mais antigas tornam-se indolores. São facilmente negligenciadas durante o exame. Como todas as lesões osteopáticas, seguem a fisiologia. Entre a segunda e a sexta costelas, as lesões ocorrem em um movimento em braço de bomba; e entre a sétima e a décima, em um movimento em alça de balde. Na região superior, são lesões de inspiração, na inferior, sobretudo, lesões de expiração.

A. — Nas lesões de inspiração a costela sobe mas não desce. Ela se encontra defasada em relação à costela do lado oposto. A defasagem desaparece durante a inspiração e reaparece na expiração. São mais freqüentes na região das seis primeiras costelas, ocorrendo, como já dissemos, em um movimento em braço de bomba.

São diagnosticadas na frente, na região da articulação condro-costal. A costela em lesão encontra-se mais distanciada da inferior, mas mais próxima da superior. A articulação condro-costal é mais saliente e mais alta na frente, e perdeu a elasticidade durante a pressão. Atrás, a costela encontra-se pouco aproximada da inferior e sua tuberosidade parece mais baixa. Esta é uma avaliação difícil de ser feita. As lesões das quatro costelas seguintes são em alça de balde e são diagnosticadas na região lateral. O espaço superior é menor e o espaço inferior maior. O movimento em alça de balde acompanha-se pela rotação do movimento em braço de bomba; a costela encontra-se em inversão. O bordo superior encontra-se girado para dentro e o inferior, saliente para fora.

Em ambos os casos a inspiração exagera os sinais, mas a expiração exagera as dores.

B. — Nas lesões ditas de expiração, a costela não sobe durante a inspiração, mas desce durante a expiração. Durante o repouso não aparece praticamente nenhuma defasagem para baixo, o que ocorre durante a inspiração.

Ao contrário das lesões de inspiração, são praticamente inexistentes na região das costelas superiores, porém são mais freqüentes nas costelas inferiores. Os sinais são contrários aos das lesões de inspiração. A expiração os acentua e a inspiração acentua as dores.

C. — As lesões das duas últimas costelas não seguem o mecanismo que acabamos de descrever. Como não existe nessa região articulação costo-transversa, a fisiologia é diferente. Como são mais curtas, a elevação destas costelas acompanha-se de uma pequena torção sobre o eixo em inversão, e a descida, por uma pequena eversão. Na realidade, a correção destas vértebras nunca é necessária. São lesões secundárias a uma lesão da vértebra e desaparecem com a correção desta ou são devidas a uma tensão fascial proveniente da região superior ou inferior.

D. — A primeira costela pode apresentar uma lesão particular, completamente fora dos princípios fisiológicos. Trata-se de uma pequena subluxação da articulação costo-transversária. Não é de inspiração nem de expiração, mas sempre é devida à tração dos *músculos escalenos anterior e médio. Isto significa que esta lesão não pode realmente se corrigir a não ser após o desaparecimento desta retração muscular.*

Os dois escalenos mais anteriores inserem-se sobre a porção mediana da face superior da primeira costela, de um lado e outro da goteira subclávia. A direção desta tração é para cima e para trás. (Fig. 101) A obliqüidade posterior é acentuada pela obliqüidade para baixo e para a frente da costela. Em caso de tensão exagerada, o bordo externo da primeira costela encontra-se elevado em um movimento comparável ao de alça de balde, mas também toda a costela é puxada para trás. A tuberosidade costal sobe e escorrega para trás em uma verdadeira pequena subluxação posterior sobre a apófise transversa. A extremidade anterior é solidamente fixada pela articulação esternocosto-clavicular; a costela parece mergulhar para a frente. A mobilidade costal permanece, dessa forma, possível para baixo, juntamente com o movimento de todo o tórax, mas impossível para cima, o que faz alguns a considerarem uma lesão de expiração.

EXAME

Localizar as costelas é relativamente simples. É fácil contá-las partindo de cima ou de baixo. Partindo de cima, a primeira é oculta pela clavícula; desse modo, a primeira costela palpável sob a clavícula é a segunda. Sua cartilagem corresponde à articulação entre o manúbrio e corpo esternal (ângulo esternal). Atrás, cada costela repousa sobre a transversa da vértebra que tem seu próprio número. Partindo de baixo, a ponta da décima segunda costela é palpável exatamente na direção do ápice da crista ilíaca, na cintura do paciente. Em todo este exame palpatório, devemos lembrar que a costela é oblíqua para baixo e para a frente, sua extremidade anterior é mais baixa do que sua extremidade posterior e esta obliqüidade é crescente da segunda à décima costela.

Para as seis primeiras costelas, os espaços são avaliados na frente, lembrando que a segunda e a terceira são levemente mais largas. O paciente encontra-se em decúbito dorsal, o terapeuta à sua cabeceira. A defasagem eventual é julgada por comparações dos dois polegares ou dos dois indicadores pousados sobre os bordos superiores das articulações condro-costais. (Fig. 102) A palpação direta das articulações permitirá perceber se uma é saliente ou afundada; uma pressão avaliará a elasticidade.

A palpação das costelas inferiores é realizada em posição sentada. O terapeuta passa seu indicador ao longo da região lateral do tórax. Se ao tentar subir o dedo for bloqueado, é sinal de que o bordo inferior da costela encontra-se saliente. Ela estará,

então, em inversão ou em lesão de inspiração. Se o dedo for bloqueado descendo, é sinal de que nesta região o bordo superior encontra-se em eversão. A costela encontra-se em lesão de expiração.

Testes de mobilidade

Como para todas as peças ósseas móveis, a lesão é a falta de mobilidade da costela. Os testes de mobilidade são, então, o exame verdadeiramente válido.

Para as costelas superiores, o paciente encontra-se em decúbito dorsal. O terapeuta, à cabeceira do paciente, coloca um polegar de cada lado sobre o bordo superior do ângulo anterior das duas costelas correspondentes. (Fig. 103) Para as costelas in-

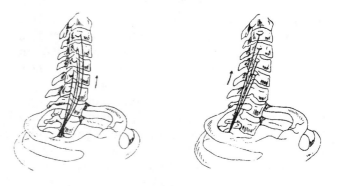

FIGURA 101

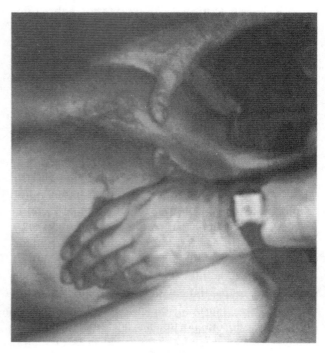

FIGURA 102

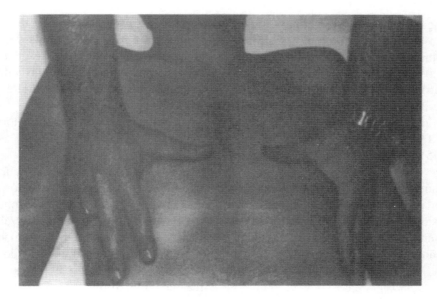

FIGURA 103

feriores o paciente deve estar sentado sobre a mesa. O terapeuta sentado atrás dele, envolve cada lado do tórax inferior com seu polegar e seu indicador abertos. (Fig. 104) O tórax sobe e desce globalmente. A avaliação da lesão só pode ser feita por comparação dos dois lados:

— Se as duas costelas sobem igualmente na inspiração, mas uma desce mais do que a outra na expiração, a costela que não desce encontra-se em lesão de inspiração.

— Se uma única costela sobe na inspiração, mas ambas voltam para o mesmo nível na expiração, a costela que não subiu encontra-se em lesão de expiração.

Exame da primeira costela

Este é um exame particular.

Os dois polegares do terapeuta são colocados sobre as faces superiores das duas primeiras costelas. Estas são circulares, pequenas e apenas palpáveis no interior do pescoço.

— O terapeuta escorrega seus polegares ao longo das faces laterais do pescoço. Na região do

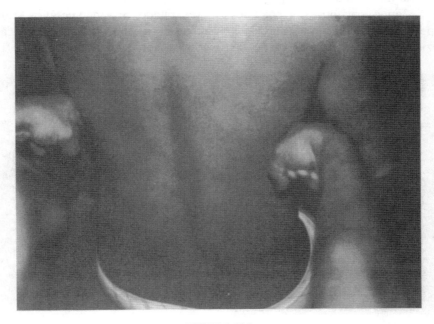

FIGURA 104

109

ângulo de mudança de direção do trapézio superior ele os afunda sob os esternocleido-occipito-mastóideos até que entrem em contato com as massas laterais articulares da coluna cervical. Sem perder contato com estas massas laterais, ele os escorrega para baixo até encontrar uma superfície plana e oblíqua para a frente de cada lado, — estas são as faces superiores das primeiras costelas. (Fig. 105)

— Para o exame, os dois polegares sobem traçando um círculo para trás e perdem contato na região das tuberosidades costais. A tuberosidade da costela em lesão encontra-se em geral mais alta e dolorosa à palpação.

AS POMPAGES

Com exceção dos intercostais e rombóides menores, não há músculos torácicos tônicos, e, mesmo assim, estes são músculos suspensores, constantemente estirados pela função motora; apresentam excepcionalmente afecções retráteis. No entanto, dissemos na fisiologia estática o quanto são freqüentes os desequilíbrios escapulares. Não é raro encontrarmos a musculatura dessa região muito curta, especialmente nas crianças. As *pompages* que descreveremos são realizadas ocasionalmente.

Pompage *do peitoral menor*

Músculo do enrolamento do ombro para cima e para a frente, o peitoral menor é uma exceção patológica. Apesar de dinâmico, encontra-se freqüentemente encurtado pela elevação do ombro, devido à retração do trapézio superior, e pela elevação do tórax por causa da retração dos escalenos. Dessa forma, ele é responsável pela deformidade clássica do adolescente, chamada "escápula alada", isto é, saliente na região do ângulo inferior, e com freqüência erroneamente atribuída a uma cifose.

— Paciente em decúbito dorsal com uma pequena almofada cilíndrica entre as escápulas.

— O terapeuta em pé na região do tórax no lado oposto ao músculo a ser tratado. Sua mão cefálica encontra-se sobre o ombro em questão, com a eminência tenar no sulco delto-peitoral, os dedos sobre a região superior do ombro. A mão caudal apóia-se sobre o gradeado costal abaixo do mamilo. Seu corpo fixa o paciente para evitar que este role sobre si mesmo. (Fig. 106)

— A tensão é obtida por um empurrar da mão cefálica que desenrola o ombro.

Pompage *do peitoral maior*

O encurtamento do peitoral maior participa do enrolamento do ombro porque puxa o úmero para a frente, para dentro e em rotação interna. Músculo potente, com freqüência é curto demais.

— O paciente, em decúbito dorsal, coloca seu braço em abdução até cerca de 90 graus, o que tensiona o peitoral maior e grande dorsal. Sua mão repousa sobre o ombro cefálico do terapeuta.

— O terapeuta encontra-se sentado do lado a ser tratado. Sua mão cefálica segura o braço do paciente, sua mão caudal escorrega sob o paciente e fixa o bordo axilar da escápula (Fig. 107).

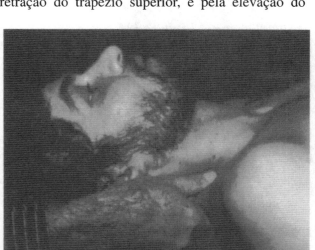

FIGURA 105

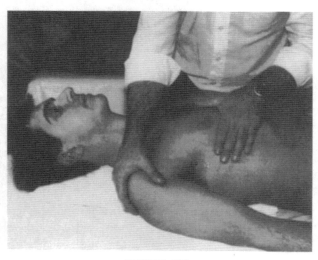

FIGURA 106

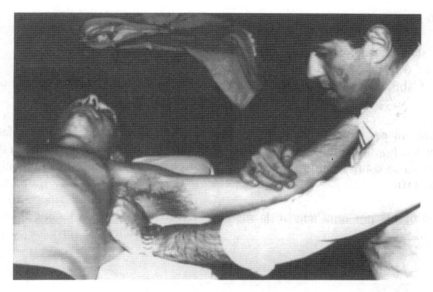

FIGURA 107

— A tensão é obtida por uma abdução do braço. O terapeuta deve tomar muito cuidado para evitar a rotação interna do úmero, o que anularia a tensão.

Pompage *do serrátil anterior*

— Paciente em decúbito dorsal com braço em abdução máxima (150 graus), o que faz com que o ângulo inferior da escápula torne-se saliente.

— O terapeuta sentado ao lado, com a mão cefálica fixando a abdução do braço e a mão caudal apoiando-se sobre o ângulo inferior saliente da escápula. (Fig. 108)

— A tensão é obtida por um empurrar da mão caudal sobre o ângulo inferior da escápula.

Pompage *do intercostal*

— Paciente em decúbito lateral, uma almofada sob o tórax, abrindo o gradeado costal.

— O terapeuta em pé, atrás do paciente, coloca sua mão cefálica em bracelete polegar-indicador sobre a costela superior ao músculo a ser tratado, sua mão caudal na mesma posição sobre a costela inferior. Nesta dupla posição, as duas mãos entram em contato pelo bordo radial de suas faces dorsais. (Fig. 109) Este contato se constituirá um ponto de apoio.

— A tração é obtida pelo afastamento dos dois braceletes polegar-indicador em torno do ponto de apoio superior.

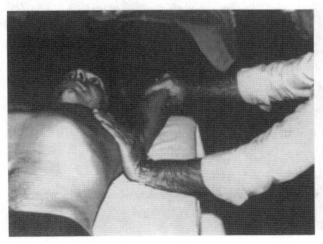

FIGURA 108

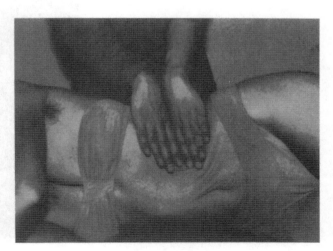

FIGURA 109

Pompage *do rombóide*

— Paciente, sentado sobre a mesa, leva sua mão para as costas, o que faz saltar o bordo espinhal da escápula. Cabeça em rotação para o lado oposto.

— O terapeuta em pé, atrás do paciente. Sua mão externa prende o bordo espinhal da escápula, sua mão interna apóia-se sobre o ombro oposto em contra-apoio. (Fig. 110)

— A tensão é obtida por uma tensão da mão externa.

AS NORMALIZAÇÕES

Correção da primeira costela

— Paciente em posição de decúbito dorsal.

— O terapeuta em pé, atrás dele, à sua cabeceira, coloca seu polegar sobre a face superior da primeira costela em lesão, como já descrevemos para o exame. Sobe desenhando uma linha circular para trás e coloca o polegar atrás da tuberosidade. Com sua outra mão, mantém a cabeça do paciente em lateroflexão para o lado da lesão e em rotação para o outro, para constituir uma alavanca cervical. (Fig. 111)

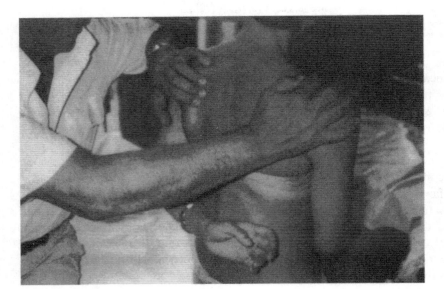

FIGURA 110

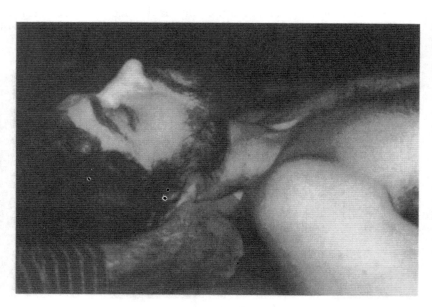

FIGURA 111

— Para a correção, durante uma expiração do paciente, o polegar do terapeuta acompanha a descida da costela apoiando para baixo e para a frente sobre a tuberosidade. Durante a inspiração que se segue, mantém com força esta pressão para baixo.

Correção da segunda e terceira costelas em lesão de inspiração

— Paciente em decúbito dorsal.

— O terapeuta, em pé do lado oposto, passa seu braço caudal sob a axila do paciente, do lado da lesão. Com seu indicador e médio, prende o bordo inferior do ângulo posterior da costela abaixo daquela a ser corrigida. Seu antebraço cefálico encontra-se sob a cabeça do paciente. (Fig. 112)

— A correção é feita durante uma expiração. Com seu indicador e médio da mão caudal, o terapeuta puxa para baixo o ângulo posterior da costela inferior (correção indireta). Ao mesmo tempo, com sua mão cefálica, realiza uma anteflexão da cabeça que puxa o ângulo posterior da costela em lesão para cima.

Lesão de inspiração em braço de bomba

— Paciente em decúbito lateral, sobre o lado oposto à lesão, braço superior contra seu corpo.

— O terapeuta em pé à cabeceira do paciente. Na frente, coloca seu polegar sobre o bordo superior do ângulo anterior. Atrás, prende os dedos da outra mão sob o bordo inferior do ângulo posterior. (Fig. 113)

— A correção é realizada em três tempos. No primeiro tempo, durante uma inspiração, o paciente eleva o braço superior. Após a acumulação das tensões, durante uma expiração, abaixa o braço e leva-o para baixo. Ao mesmo tempo, o terapeuta apóia para baixo a parte anterior da costela e puxa para cima o ângulo posterior. Enfim, durante uma nova inspiração, o paciente eleva o braço uma segunda vez enquanto o terapeuta mantém a costela em posição baixa.

Lesão de expiração em braço de bomba

— Paciente em decúbito dorsal.

— O terapeuta em pé, à cabeceira do paciente ligeiramente deslocado para o lado oposto à lesão. A mão do lado da lesão prende atrás o ângulo posterior da costela, e a cabeça do paciente repousa sobre seu antebraço. O polegar da outra mão encontra-se apoiado sobre o ângulo anterior da costela. (Fig. 114)

— Para a correção, durante uma expiração corretiva do paciente, o terapeuta realiza uma anteflexão da cabeça com seu antebraço, puxa o ângulo posterior para cima e empurra o ângulo anterior para baixo. Em seguida mantém esta correção durante uma nova inspiração do paciente.

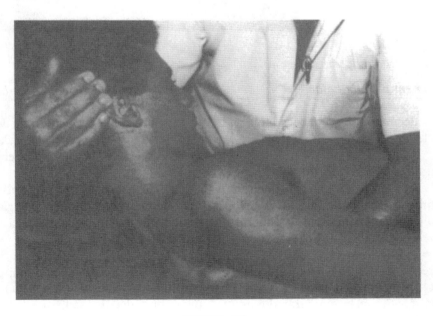

FIGURA 112

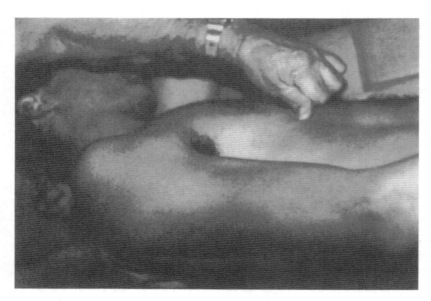

FIGURA 113

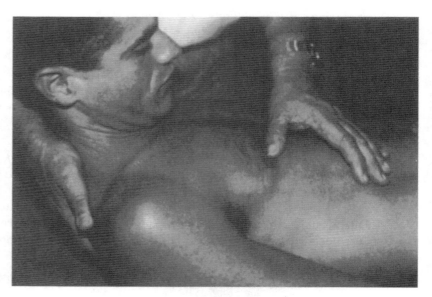

FIGURA 114

Lesão de inspiração em alça de balde

— Paciente em decúbito dorsal, cabeça inclinada para o lado da lesão.

— O terapeuta em pé à cabeceira do paciente, seu polegar do lado da lesão apóia-se lateralmente sobre o bordo superior da costela. A mão oposta mantém a cabeça em inclinação lateral. (Fig. 115)

— Para a correção, durante uma expiração corretiva do paciente, o terapeuta empurra a costela para baixo, depois mantém este empurrar durante uma nova inspiração.

Lesão de expiração em alça de balde

— O paciente encontra-se em decúbito lateral sobre o lado oposto à lesão. Uma almofada sob o tórax abre o gradeado costal. O braço superior encontra-se elevado.

— O terapeuta em pé, atrás do paciente. Sua mão caudal em bracelete polegar-indicador sob a costela em lesão. A mão cefálica fixa a elevação do braço. (Fig. 116)

— Para a correção, durante uma inspiração corretiva do paciente, o terapeuta empurra a costela para cima, depois mantém este empurrar durante a expiração.

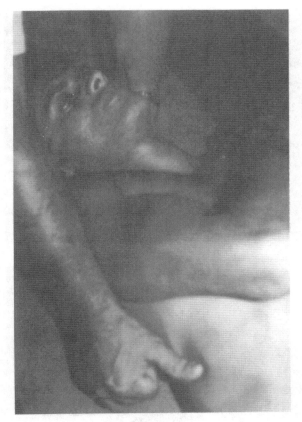

FIGURA 115

Lesões duplas de costela e vértebra

É relativamente freqüente encontrar lesão dupla de uma costela e sua vértebra correspondente. Também é freqüente não podermos corrigir uma ou outra separadamente. Nestes casos, é necessário recorrer a um desbloqueio das articulações posteriores: corrigindo as duas lesões ao mesmo tempo ou, o que é mais comum, corrigindo a costela e permitindo que a vértebra seja secundariamente corrigida. Duas manobras são possíveis: a de Sutherland para D4 a D10 e a de Cathie para as três primeiras dorsais. O princípio é o mesmo para ambas: bloquear a costela e fazer a vértebra girar.

Correção de Sutherland

— Paciente sentado.

— O terapeuta do mesmo lado da lesão. Com suas duas mãos em bracelete polegar-indicador, circunda a costela, tomando o cuidado de respeitar sua obliqüidade anterior e a defasagem entre a porção posterior e a anterior.

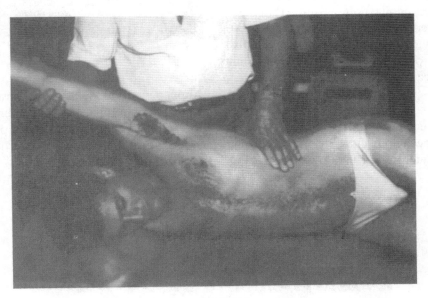

FIGURA 116

— Para a correção, o paciente leva o peso do tronco para as mãos, em bracelete, do terapeuta. Isto bloqueia o movimento da costela. Sem girar a cabeça, nem mover o braço, durante uma expiração, ele recua lentamente o ombro oposto. Conserva esta posição durante o período de apnéia, depois, durante uma inspiração, realiza um novo recuo do ombro. (Fig. 117)

Correção de Cathie

Esta manobra de Cathie é de realização relativamente difícil. No entanto, é a única possibilidade de corrigir ao mesmo tempo as lesões de costela e vértebra. A coluna dorsal superior é a região das compensações ascendentes e descendentes. É uma região sempre muito difícil.

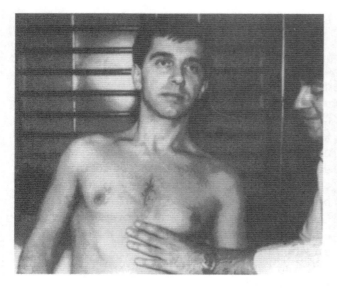

FIGURA 117

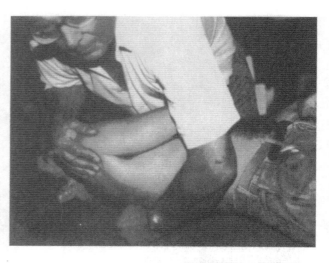

— O paciente, em decúbito dorsal, coloca seu braço oposto à lesão sobre seu peito. Cruza, em seguida, o outro braço, prendendo solidamente o ombro oposto à lesão.

— O terapeuta, em pé do lado oposto à lesão, coloca sua eminência tenar ou, o que torna a manobra muito mais fácil, uma bolinha dura (bola de golfe) sob a transversa em lesão. Em seguida o cotovelo do paciente acima desta transversa, e depois apóia seu próprio peito sobre este cotovelo. Sua mão cefálica coloca-se sob a cabeça do paciente. (Fig. 118)

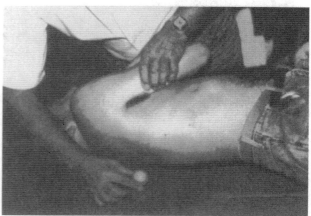

FIGURA 118

— Para a correção, durante uma inspiração, o terapeuta leva a cabeça do paciente para uma flexão (póstero-flexão) e lateroflexão para o lado da lesão.

Após o período de apnéia, durante a expiração, apoiando com força seu peito sobre o cotovelo, realiza uma circundução da cabeça para o lado oposto à lesão; esta circundução traz o queixo sobre o esterno. (Fig. 118A)

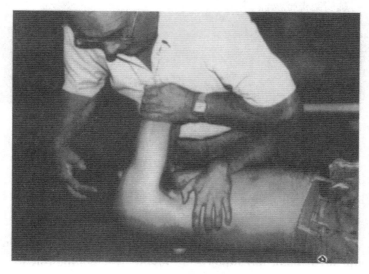

FIGURA 118A

AS CERVICAIS

Inexplicavelmente, os terapeutas têm muito medo de abordar a região cervical. Acreditando que corre riscos, o médico prefere, com freqüência, nada fazer e deixar o paciente sozinho com seus problemas. A grande maioria das artroses cervicais origina-se a partir deste fato. A região cervical não é mais frágil do que as demais regiões da coluna. É apenas mais sensível e as razões fisiológicas já foram apontadas. Ao tornar-se "ligamento cervical posterior", os ligamentos supra-espinhosos distanciam-se das espinhosas mas permanecem a elas ligados por pequenos tratos fibrosos. Todas essas pequenas formações fibrosas são receptores sensitivos que informam sobre as posições e movimentos da cabeça. Se forem permanentemente tensionadas por um trauma ou lesão, tornam-se rapidamente hiperálgicas. Estas dores agudas costumam ser mais graves do que as lesões que as causaram.

A coluna cervical não pode ser comparada aos dois outros segmentos raquidianos. Anatomicamente, é constituída para a proteção da medula espinhal. Fisiologicamente, tanto na função dinâmica quanto na estática, tem uma mecânica descendente. Na função dinâmica, seu papel é de orientação do olhar; na função estática, de equilíbrio da cabeça. Com o estudo da fisiologia vimos o quanto estas duas funções são desequilibradas pela falta de ponto fixo muscular.

Pedagogicamente, o que chamamos coluna cervical deve ser separado em duas partes distintas: uma inferior, constituída pelas articulações C2-C3, C3-C4, C4-C5, C6-C7, C7-C8(D1); e uma superior, constituída por duas articulações, a occipito-atloidiana e a atlas-axoidiana.

MECANISMOS DAS LESÕES

COLUNA CERVICAL INFERIOR

Acabamos de lembrar que a anatomia da coluna cervical inferior é destinada à proteção do eixo espinhal. É a região vertebral onde a medula espinhal é mais espessa por causa do bulbo raquidiano e da inervação do membro superior, mas também é a região onde a luz do canal medular é mais estreita. Vimos em fisiologia que tudo nessa região era disposto para evitar escorregamentos laterais (uncus) e para acentuar os movimentos de báscula (bico na região inferior do corpo e rampa correspondente na região superior do corpo situado abaixo). É importante lembrarmos aqui que, considerando a orientação das facetas articulares que tendem à horizontalização, e considerando sua disposição de lado e outro do canal medular, todos os movimentos desta coluna inferior são realizados sobre um único parâmetro de escorregamento das facetas. **As lesões desta região terão apenas um único parâmetro.** Nesta região, as vértebras não seguem as leis de Fryette, não há lesão em R.S., não há lesão em S.R., e a coluna cervical inferior realiza apenas movimentos de extensão (anteflexão), de flexão (póstero-flexão) e movimentos laterais de lateroflexão-rotação para o mesmo lado.

A. — A lesão de anteriorização ou de extensão é uma lesão cada vez mais encontrada. Trata-se do clássico "chicote" dos acidentes de automóvel. As facetas abrem-se atrás em desabitação, mas não à frente. É uma lesão muito dolorosa visto que a anteriorização tensiona o trato fibroso do qual falamos há pouco. Para estas lesões foi inventado o colar de minerva em espuma, que, acreditamos, é sempre inadequadamente usado, pois não constitui uma sustentação suficiente nos casos de traumas graves. Sua única utilidade é evitar movimentos dolorosos. Se usado durante muito tempo e sem um tratamento paralelo, fixa a lesão sem corrigi-la, tornando a região muito mais difícil de ser tratada quanto mais longa tiver sido a imobilização. Pessoalmente, corrigimos numerosas lesões anteriores em uma única sessão. Este inadequado minerva é fonte de artroses secundárias, visto que o menisco articular, escorregado para trás nesta lesão, fixa a vértebra em extensão.

B. — O "bico" da superfície vertebral inferior e a "rampa" da superfície inferior limitam consideravelmente as possibilidades de flexão. O mesmo ocorre com as espinhosas que, bifurcadas em sua extremidade, encaixam-se umas nas outras. As lesões posteriores por imbricação são praticamente inexistentes na região cervical.

C. — As lesões laterais são as mais freqüentes. Devemos lembrar aqui que a obliqüidade para baixo e para trás das facetas articulares aumenta de cima para baixo. Esta conformação anatômica faz com que, sendo as facelas articulares mais horizontais em cima, a rotação superior domina superiormente; sendo mais verticais embaixo, domina inferiormente a lateroflexão. Estas lesões laterais são em geral de compensação, isto é, lesões secundárias.

COLUNA CERVICAL SUPERIOR

As duas articulações da coluna cervical superior são articulações clássicas com cápsula e sinóvia. Aqui, não há disco intervertebral nem facetas direcionais.

A articulação superior coloca em presença os dois côndilos do occipital e as superfícies articulares do atlas. O occipital pertence a dois sistemas articulares: ao sistema craniano, por meio da articulação esfeno-basilar, e ao sistema cervical, por meio de seus côndilos. Na região cervical o denominaremos C0 e reservaremos o nome occipital para o movimento craniano.

A articulação inferior é constituída por dois sistemas articulares: o arco anterior do atlas e odontóide; e as massas laterais do atlas e axis. Da mesma forma que o occipital, o axis pertence a dois sistemas: sua face superior forma com o atlas a articulação inferior; e sua face inferior articula-se com C3. Denominaremos esta segunda articulação de C2.

Cada articulação tem um movimento principal: flexão-extensão para o occipital e rotação para o atlas. Tem também movimentos secundários: rotação-lateroflexão para o occipital, e flexão-extensão para o atlas. Sabemos que estes movimentos secundários controlam, freiam e interrompem os movimentos principais.

Articulação C0/C1

As lesões do occipital predominam nesta região. Acreditamos serem em número de treze: cinco anteriores, três posteriores, duas laterais, duas ditas pseudo-rotação, uma traumática.

LESÕES ANTERIORES

A. — Na lesão anterior bilateral, os dois côndilos escorregam para a frente subindo, mas não podem escorregar para trás. A flexão occipital é possível, a extensão, impossível. No entanto, quanto a esta lesão, devemos distinguir dois casos diferentes em todos os aspectos.

1. — Os dois côndilos instalaram-se em lesão ao mesmo tempo, em geral por um movimento de flexão ou extensão por tensão reativa. É o que ocorre nas acelerações brutais, nas freadas imprevistas, nas contrações prolongadas da musculatura posterior quando a cabeça é mantida muito tempo elevada etc.: é a verdadeira lesão bilateral.

2. — Os dois côndilos instalaram-se em lesão um após o outro por razões diferentes. Uma primeira lesão unilateral não foi corrigida e, secundariamente, uma segunda lesão anterior instalou-se do lado oposto. O tipo de lesão bilateral que mais encontramos foi aquele devido à lesão occipital anterior direita, obstétrica. Infelizmente, na maioria dos casos, a primeira lesão tornou-se crônica, estrutural e impossível de ser corrigida. Portanto, aqui não se trata mais de uma verdadeira lesão bilateral, devendo ser consideradas como duas lesões distintas, que devem ser corrigidas separadamente, com vários dias de intervalo. Mais adiante retornaremos a este ponto.

Estas lesões bilaterais anteriores levam o queixo para cima. Para conservar a horizontalidade do olhar, o indivíduo avança a cabeça e deita sua lordose cervical. Por outro lado, a flexão occipital provoca uma flexão (póstero-flexão) de toda a coluna cervical inferior. O paciente parece ter uma nuca curta. As rotações da cabeça encontram-se limitadas nos dois sentidos.

B. — A lesão anterior unilateral é a mais freqüente, podendo ser direita ou esquerda. A direita é em geral obstétrica ou adquirida nos primeiros meses de vida. É uma lesão fisiológica que se produz durante uma rotação da cabeça, com o côndilo oposto à rotação, permanecendo anterior e o conjunto dos dois côndilos escorregando lateralmente para o lado da rotação. Em uma lesão anterior direita, o occipital gira para a esquerda e inclina-se para a direita.

Esta lesão coloca o ligamento occipito-odontóideo em tensão permanente. Vale lembrar que ele é o freio da rotação do atlas sobre o axis. Limita, dessa forma, consideravelmente, toda a rotação da coluna cervical superior ou mesmo a torna impossível. Vamos utilizar este fato no exame.

LESÕES POSTERIORES

Como nas lesões precedentes, as lesões posteriores podem ser bi ou unilaterais.

A. — A lesão bilateral é a mais comum. Os dois côndilos escorregam para trás e sobem, mas não escorregam para a frente. O occipital faz a extensão, mas não a flexão. O paciente não consegue avançar o queixo. Esta extensão occipital leva toda a coluna cervical para uma extensão permanente. O paciente parece ter o pescoço aumentado. É uma atitude rígida. Como não pode elevar a cabeça, o indivíduo inclina-se para trás para olhar o teto.

B. — As lesões posteriores unilaterais são, na realidade, lesões bilaterais nas quais um único côndilo permaneceu em lesão. O processo de lesão é o mesmo. *O escorregamento posterior de um côndilo não é fisiológico.* Na rotação da cabeça, é sempre o avanço do côndilo oposto que acompanha o movimento. *A lesão posterior unilateral não é uma lesão de rotação, mas uma lesão de extensão*, que deve ser considerada como uma lesão bilateral e corrigida como tal. Não é acompanhada de tensão do ligamento occipito-odontóideo nem de escorregamento lateral do occipital.

LESÕES DE ESCORREGAMENTO LATERAL

O escorregamento lateral do occipital tem como objetivo fisiológico permitir à rotação occipital tensionar o ligamento occipito-odontóideo lateral. Nestas lesões, um pouco particulares (encontramos muitas em jogadres de futebol), o occipital escorrega lateralmente e sobe, o que acarreta uma leve inclinação lateral para o lado oposto. Podem ser traumáticas, como nos casos que acabamos de citar, ou advir de uma rotação occipital sem avanço do côndilo.

LESÕES DE PSEUDO-ROTAÇÃO

Tudo que dissemos com respeito à dupla lesão anterior aplica-se à lesão dita de pseudo-rotação. Uma primeira lesão anterior é agravada, em um segundo momento, por uma lesão posterior para o lado oposto. Trata-se ainda de duas lesões sucessivas que ocorrem em momentos diferentes. Apresenta, assim, todos os sinais de uma lesão anterior unilateral, isto é, anteriorização do côndilo e escorregamento lateral do occipital, ao que se vem juntar uma segunda rotação no mesmo sentido.

LESÃO OCCIPITAL DE AFUNDAMENTO

Esta lesão é uma verdadeira pequena subluxação. As superfícies articulares saíram de suas possibilidades fisiológicas e é sempre devida a um traumatismo direto sobre a cabeça. É o primeiro estágio antes da fratura da odontóide. O diagnóstico é fácil: o occipital encontra-se inteiramente bloqueado, não é possível nenhum movimento, e o pescoço encontra-se totalmente rígido. Deve ser tratada por meio de *pompages*, após uma cuidadosa verificação radiográfica da odontóide.

Articulação C1/C2

O atlas pode ser considerado como um menisco entre o occipital e o atlas, e as lesões deste sempre são lesões de rotação secundárias a uma lesão occipital. A verticalidade da cabeça é um imperativo absoluto da estática, da mesma forma que a horizontalidade da linha do olhar. Isto faz com que nas rotações permanentes do occipital o atlas deva compensar esta rotação por uma rotação inversa. Uma lesão anterior direita do occipital leva a uma rotação esquerda, o que fará o atlas posicionar-se em rotação direita e vice-versa.

A rotação do atlas é apenas uma compensação e em geral ocorre somente na posição vertical. Com o paciente em decúbito, ela não tem razão de ser. No entanto, esta compensação pode transformar-se em lesão e acompanhar a lesão occipital. É raro que persista após o desaparecimento da lesão occipital.

EXAME

EXAME GERAL

Da mesma forma que preconizamos para os demais segmentos vertebrais, um exame especial para o segmento cervical deve constar do exame geral, por duas razões importantes. Primeiro porque é de fácil realização e, segundo, porque permite um diagnóstico preciso que um simples exame palpatório nem sempre possibilita.

Fisiologicamente, as duas colunas cervicais não são feitas para compensarem-se mutuamente.

Em fisiologia vimos que a coluna cervical superior tem uma função estática de equilíbrio da cabeça nos movimentos cervicais. A coluna cervical inferior tem uma função dinâmica, deslocamentos cefálicos, e uma função estática, equilíbrio da cabeça em deslocamentos do corpo. Os imperativos da posição da cabeça fazem a coluna cervical inferior nunca compensar os desequilíbrios estáticos. Não existe escoliose estática cervical. Por outro lado, em movimentos voluntários da cabeça, as duas colunas são levadas pelos mesmos músculos e podem se complementar mutuamente.

— A anteflexão começa em cima por uma extensão occipital; depois, termina por meio de um enrolamento para a frente da coluna cervical inferior (extensão).

— A póstero-flexão começa embaixo por um desenrolamento da coluna cervical inferior (flexão); depois, a partir da posição vertical, termina por uma báscula da cabeça para trás devida a uma flexão occipital.

— A rotação inicia-se em cima: primeiro uma rotação pura da coluna cervical superior (20 graus), depois uma rotação-lateroflexão da coluna cervical inferior.

— A lateroflexão inicia-se embaixo: é devida inteiramente à coluna cervical inferior, cujo parâmetro de rotação se compensa na região dorsal alta.

Para este exame o paciente pode encontrar-se em pé ou sentado sobre uma mesa, em frente ao terapeuta. (Fig. 119) Este coloca suas mãos sobre os ombros do paciente na região da base do pescoço, os dois polegares sobre as clavículas na frente, os dedos sobre as espinhas das escápulas atrás. Desta forma, pode detectar o início de um movimeto do tronco que venha a compensar uma insuficiência cervical.

A. — Em um primeiro tempo, o paciente realiza lentamente os movimentos cervicais.

— Se a anteflexão for normal, o queixo apóia-se sobre o esterno. (Fig. 120)

— Se a póstero-flexão for normal, o paciente olha facilmente para o teto. (Fig. 121)

— Se a rotação for normal, o queixo coloca-se acima do ombro. (Fig. 122)

— A lateroflexão normal encontra-se entre 25 e 30 graus.

No primeiro teste o terapeuta notará as limitações visíveis. Uma limitação bilateral é em geral devida a uma artrose importante. Uma limitação unilateral com tensão e dor muscular é, evidente-

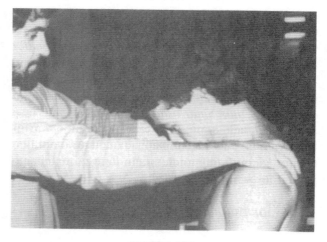

FIGURA 120

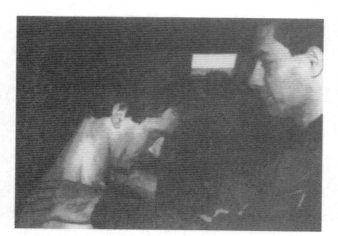

FIGURA 119

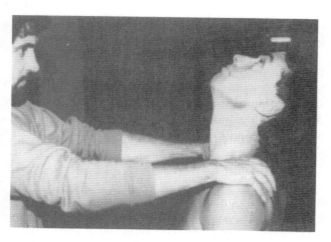

FIGURA 121

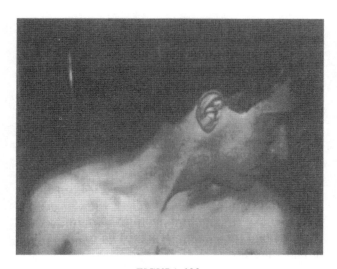

FIGURA 122

mente, resultado de uma contratura ou retração. Uma limitação unilateral pura, sem tensão, é em geral devida a uma lesão osteopática para o lado oposto (vai no sentido da lesão).

B. — Em um segundo teste, se o terapeuta constatou uma limitação, os movimentos são retomados com lentidão, se necessário, subdivididos.

1. — O paciente realiza uma anteflexão da cabeça e coluna cervical. O movimento começa em cima. Realiza primeiro uma extensão occipital "crescendo" ligeiramente, mas, sobretudo, colocando o queixo para dentro. Em seguida, enrola sua coluna cervical inferior realizando uma extensão para a frente.

— Se o queixo não entra, a limitação é da coluna cervical superior. O occipital não escorrega para trás em extensão. **Pode estar em lesão anterior.**

— Se a extensão occipital ocorre perfeitamente, a limitação é da coluna cervical inferior. **A limitação é provavelmente devida a uma tensão dos músculos da nuca** (semi-espinhal da cabeça).

2. — Partindo da posição de anteflexão, o indivíduo eleva a cabeça lentamente. É um movimento que parte de baixo. Enrola sua coluna cervical inferior que imbrica sucessivamente as vértebras até a posição vertical. Eleva o queixo por meio de uma flexão occipital para terminar esta póstero-flexão e olhar o teto.

— Se o queixo eleva-se desde o início, provavelmente trata-se de uma impossibilidade ou dificuldade de enrolamento para trás da coluna cervical inferior. **Talvez haja nesta região uma lesão anterior de desabitação.** Sabemos que estas lesões localizam-se preferencialmente em C4 ou C5.

— Se a coluna cervical inferior enrola-se bem, mas a cabeça não bascula para trás e o paciente inclina-se para olhar o teto, **talvez haja uma lesão occipital posterior.**

Estes dois primeiros testes de mobilidade são complementados por um terceiro que se refere à mobilidade occipital. Fazendo escorregar o occipital para a frente, o paciente avança o queixo, depois, faz com que recue por um escorregamento posterior. Em caso de lesão anterior ou posterior, isto é impossível ou muito difícil para o lado oposto à lesão. (Fig. 123)

3. — O terapeuta constatou limitação de rotação para um lado. O movimento é realizado por duas rotações conjugadas: a da coluna cervical superior (20 graus), que é pura, e a da coluna cervical inferior

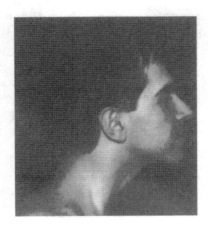 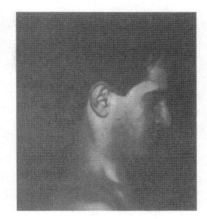

FIGURA 123

que se acompanha por uma lateroflexão. (Fig. 124) A limitação pode estar localizada em qualquer dos dois níveis. A possível lesão da coluna cervical superior é simples de ser constatada. A coluna cervical inferior só pode realizar uma rotação-lateroflexão para o mesmo lado, para obter uma lateroflexão pura; a coluna cervical superior deve realizar uma rotação de compensação para o lado oposto. Para este teste, o terapeuta solicita ao paciente levar o queixo sobre o ombro do lado oposto à limitação e inclinar a cabeça para este mesmo lado. Então, solicita que olhe para a frente, conservando toda a lateroflexão, o que só pode fazer por uma rotação oposta da coluna cervical superior, isto é, realizando uma rotação para o lado da limitação. (Fig. 125)

— Se o movimento é possível, a coluna cervical superior move-se bem para o lado da limitação; esta, portanto, deve estar na coluna cervical inferior. Sabendo que nesta região a rotação é sobretudo superior, **trata-se talvez de uma lesão de C2 ou, mais provavelmente, uma lesão de C3.**

— Se o movimento for impossível ou muito limitado (a rotação dorsal alta participa sempre desta compensação), **trata-se provavelmente de uma lesão occipital anterior para o lado da limitação.** Lembremo-nos de que a rotação occipital coloca o ligamento occipito-odontóideo em tensão, comprometendo a rotação de toda a coluna dorsal superior.

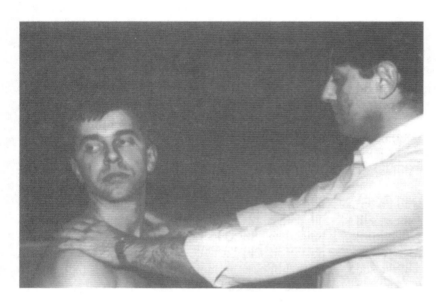

FIGURA 124

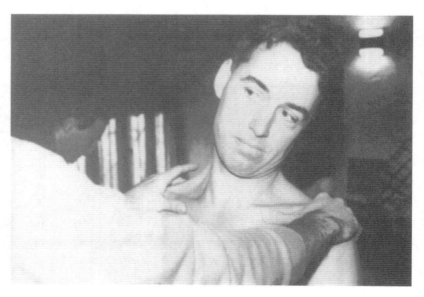

FIGURA 125

— Se o movimento for simplesmente limitado, **trata-se provavelmente de uma lesão occipital unilateral posterior para o lado oposto à limitação.**

4. — O teste de lateroflexão é mais elementar. Não há lateroflexão ativa da coluna cervical superior. Uma limitação visível para um lado encontra-se forçosamente na região da coluna cervical inferior. Sabendo que o máximo de rotação cervical situa-se na região das vértebras inferiores, **trata-se provavelmente de uma lesão de C5, C6 ou C7 para o lado oposto à limitação.**

EXAME CERVICAL

Anamnese

A cada exame segmentar, insistimos na necessidade de um interrogatório muito preciso que freqüentemente é esquecido. Não vamos, uma vez mais, retomar nossos argumentos. No entanto, na região cervical, esta anamnese assume um aspecto particular.

A forma das dores é importante para um bom diagnóstico. Várias patologias sobrepõem-se nesta região.

A artrose domina esta região, sinais de artrose são visíveis em radiografias desde os 25 anos. As dores artrósicas manifestam-se essencialmente durante os movimentos; mas nos movimentos para ambos os lados, as dores osteopáticas são, em geral, unilaterais.

Dores radiculares são freqüentes. Dissemos que estas dores nunca são devidas a lesões osteopáticas. Já vimos as razões.

As cérvico-braquialgias são com freqüência atribuídas erroneamente a uma lesão osteopática cervical. Podem ter duas origens, a mais clássica é a osteofitose, a calcificação no canal medular do grande ligamento comum posterior. O terapeuta manual não tem realmente meios de combate a esta afecção. A segunda causa é menos conhecida, no entanto acreditamos ser a mais freqüente. Parte importante do plexo braquial passa dentro da goteira subclávia da face superior da primeira costela, entre as inserções do escaleno anterior e médio. É fácil compreender que a retração ou contratura tão freqüentes destes músculos leva comumente a uma constrição na região da goteira subclávia. É a causa de dores irradiadas para o membro superior que erroneamente classificamos dentro das nevralgias cérvico-braquiais. Contrariamente às precedentes, o terapeuta manual pode fazer muito por estas dores. Fm algumas sessões pode fazê-las desaparecer por meio de *pompages* dos escalenos. A diferença entre as duas formas de irradiação é simples. Uma dor precisa, seguindo um trajeto nervoso — radial, cubital, mediano — é certamente uma dor radicular. Uma dor difusa, sem trajeto preciso, tem todas as chances de ser devida a uma retração dos escalenos.

As dores musculares são comuns na região cervical. Já esclarecemos a razão: o trato fibroso que liga as espinhosas ao ligamento cervical posterior. Por outro lado, numerosos filamentos nervosos atravessam as massas musculares, em especial o trapézio. Enfim, a fisiologia nos mostra que toda a musculatura tônica desta região é destinada a duas funções contraditórias: equilíbrio da cabeça e suspensão escapular e torácica. As conseqüências são: desequilíbrios, encurtamentos, retrações e contraturas dolorosas que quase poderíamos classificar como fisiológicas.

Para o terapeuta, as dores osteopáticas nunca são uma indicação segura. Uma mesma lesão provocará dores à direita, em outra dores à esquerda, em outra dores projetadas para baixo ou para cima ou ainda nenhuma dor. Desta forma ocorre na região cervical, mas algumas dores devidas a lesões da região cervical inferior podem irradiar de forma característica para regiões distantes, o que causa a confusão. As dores são sempre ao movimento. Uma lesão de C4 pode causar dor na região infra-espinhal, o que faz pensar em um problema de ombro. Uma lesão de C5 projeta dor entre as escápulas na região de D4 ou D5; uma lesão de C6 na coluna dorsal baixa entre D7 e D12. Desta forma, podemos facilmente nos confundir com estas dores a distância. Sempre devemos lembrar destas possibilidades.

Repetimos constantemente que uma normalização articular tal qual a praticamos e ensinamos não representa nenhum risco. Os acidentes em osteopatia são uma lenda. O único perigo real é ser ineficiente. No entanto, podemos nos deparar com dois casos para os quais a terapia manual deve dedicar especial cuidado. Ambos referem-se à região cervical: síndrome de Lieou-Barré e fratura da odontóide. Não está em questão fazermos o diagnóstico destas afecções, mas a anamnese deve nos permitir suspeitar da possibilidade de existirem. A síndrome de Lieou-Barré é a obliteração de uma das artérias vertebrais em geral por depósitos de colesterol. Caracteriza-se por vertigens causadas por rotações da cabeça para um só lado. A fratura da odontóide ocorre por um traumatismo direto sobre o ápice do crânio, por um golpe direto ou por uma queda. Em ambos os casos o terapeuta manual deve estar assistindo o cliente que está submetendo-se a um tratamento realizado por um especialista.

Palpação

A palpação cervical é fina e requer muito treino. Ao contrário do que dizem alguns, inclusive muitos falsos osteopatas, é impossível fazer um diagnóstico da coluna cervical inferior por uma simples palpação. Nesta região, a lesão é sempre falta de mobilidade, nunca posição de vértebra. Apenas testes de mobilidade permitem um diagnóstico. Já na coluna cervical superior, é a palpação que permitirá um diagnóstico preciso.

COLUNA CERVICAL INFERIOR

Como cada espinhosa cervical tem uma forma diferente, a palpação delas permite situar cada vértebra com precisão. Colocando o indicador no sulco intermuscular posterior, podemos diferenciar cada uma das vértebras desde o occipital até C7. Em cima, entre a curva occipital e uma larga espinhosa, o indicador aloja-se facilmente em uma depressão que corresponde à tuberosidade posterior do atlas, que, em si, não é palpável. Descendo, esta grande espinhosa é constituída em cima por C2, bifurcada, no meio da qual se situa a espinhosa de C3, menor. O ângulo superior dessa larga protuberância corresponde a C2, o inferior a C3. Descendo, imediatamente após C3, o indicador cai em outra depressão que corresponde à espinhosa de C4, cuja bifurcação terminal encontra-se deitada e é raramente palpável no fundo da depressão. Continuando para baixo, o indicador encontra um plano inclinado que corresponde a C5, cuja bifurcação terminal é oblíqua. No final deste plano inclinado encontra-se uma pequena ponta que é a espinhosa de C6, saliente no centro da bifurcação de C5. Finalmente, o indicador depara com a espinhosa de C7 em relevo. Esta palpação das espinhosas em nada contribui para o diagnóstico. Sua única utilidade é localizar as vértebras. A mais importante para a seqüência do diagnóstico é C4. Voltaremos a ela mais adiante.

Afundando o indicador perpendicularmente ao pescoço à frente da massa muscular do trapézio superior e abaixo da massa do esternocleido-occipito-mastóideo, encontra-se uma massa óssea formada pela sucessão das apófises articulares. Ao palpar levemente esta coluna lateral, sente-se pelas partes moles uma sucessão de saliências e depressões. Deve-se treinar cuidadosamente esta percepção. As saliências correpondem às articulações interapofisárias, as depressões aos istmos que sobre cada vértebra separam a apófise articular superior da inferior. A extremidade do dedo, colocada em uma depressão, situa com precisão o nível da vértebra. Para esta localização, a depressão mais importante e mais fácil de ser localizada à palpação é a de C4. A técnica de pesquisa é fácil:

— Cliente em decúbito dorsal.

— O terapeuta coloca suas duas mãos de cada lado do pescoço do cliente, palmas giradas para cima. As extremidades dos dedos situam-se sobre as massas laterais, os anulares nas depressões de C4, os outros próximos uns dos outros levando em consideração a convexidade anterior da coluna articular. (Fig. 126) Desta forma os anulares situam-se sobre C4, os mínimos, sobre C3, os médios, sobre C5, os indicadores, sobre C6.

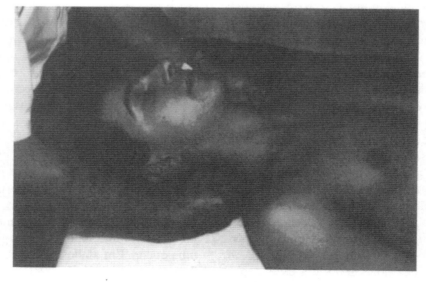

FIGURA 126

COLUNA CERVICAL SUPERIOR

A palpação da coluna cervical superior requer muito menos sensibilidade do que a da coluna cervical inferior. É realizada em torno do que a anatomia chama "triângulo digástrico". Situa-se sob o conduto auditivo, atrás do lóbulo da orelha, entre a porção vertical da mandíbula na frente e o bordo anterior da mastóide atrás. (Fig. 127) Em geral é fácil fazer entrar um dedo entre estas duas partes ósseas verticais.

O temporal encontra-se intimamente ligado ao occipital pela porção petrosa e mastoideana. Na flexão, quando o occipital escorrega para a frente, carrega o temporal. Dessa forma, as mastóides aproximam-se das mandíbulas e os triângulos digástricos fecham-se. (Fig. 128) Na extensão, as mastóides recuam e afastam-se das mandíbulas, os triângulos digástricos abrem-se. (Fig. 129) Estes movimentos de abertura e fechamento são de fácil percepção. É suficiente colocar os dois indicadores nos triângulos digástricos, depois avançar e recuar o queixo.

Nas lesões, encontram-se os mesmos deslocamentos das mastóides. Nas lesões anteriores bilaterais, os dois triângulos digástricos se encontrarão fechados. Nas unilaterais apenas o lado em lesão estará fechado. O mesmo ocorrerá com as lesões posteriores. Se forem bilaterais, os dois triângulos estarão abertos. Nas unilaterais apenas aquele do lado da lesão.

Voltaremos às lesões unilaterais. Para diagnosticá-las a palpação é simples: um triângulo encontra-se mais aberto ou fechado do que o outro. Os sinais são menos evidentes nas lesões bilaterais. Os triângulos digástricos não têm a mesma abertura, ao contrário, variam muito de um indivíduo para outro. No exame, é necessário acrescentar-se um teste ao dos triângulos. Consiste na palpação do intervalo entre o bordo occipital e a espinhosa de C2. **Nas lesões anteriores, os triângulos digástricos se encontrarão fechados e o espaço occipital-C2 não existirá. Nas lesões posteriores, os triângulos digástricos estarão abertos e o espaço occipital-C2, exagerado.**

À anteriorização das lesões anteriores unilaterais junta-se um escorregamento lateral de todo o occipital para o lado oposto. Este escorregamento lateral também modifica a posição das mastóides. (Fig. 130) Do lado do escorregamento lateral, a mastóide sobe e torna-se saliente; do lado oposto, desce e afunda. **Em uma lesão anterior unilateral, do lado da lesão, o triângulo digástrico será mais fechado e a mastóide mais baixa e afundada.**

O exame palpatório da cervical superior é realizado com o paciente em decúbito dorsal.

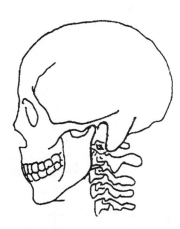

FIGURA 127

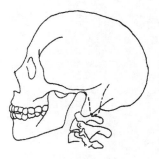

FIGURA 129

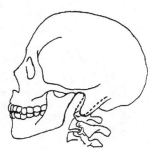

FIGURA 128

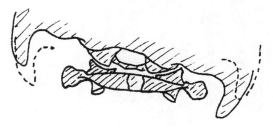

FIGURA 130

— O terapeuta à cabeceira do paciente:

1. — Coloca seus indicadores nos triângulos digástricos do paciente. (Fig. 131) Tal posição nem sempre permite uma boa avaliação da abertura e da diferença entre os dois lados. A melhor técnica consiste em mover os dedos de cima para baixo dentro do espaço do triângulo. Torna-se, então, fácil perceber a diferença de largura dos triângulos.

2. — Coloca a extremidade dos indicadores sob as pontas das mastóides e julga se uma é mais baixa do que a outra. (Fig. 132)

3. — Elevando os lóbulos das orelhas, ele coloca os dois indicadores verticalmente contra os condutos auditivos externos (Fig. 133), de tal forma que a porção superior destes dedos apóiem-se contra a mandíbula e a inferior contra as mastóides. Dessa forma o terapeuta avalia se uma das mastóides encontra-se mais afundada e a outra mais saliente.

As **lesões posteriores unilaterais** não provocam escorregamento lateral do occipital. **O único sinal palpatório é a abertura do triângulo digástrico do lado da lesão.** Ele será acrescentado ao exame geral que descrevemos e às linhas do rosto, que ainda examinaremos.

As **lesões de escorregamento lateral** julgam-se apenas pela posição das mastóides. **Do lado do escorregamento lateral é mais alta e saliente, do outro, mais baixa e afundada.**

Nas **lesões de pseudo-rotação,** os sinais das duas lesões juntam-se uns aos outros. Do lado da anteriorização, o triângulo digástrico encontra-se mais fechado e a mastóide, mais baixa e afundada; do lado da posteriorização o triângulo encontra-se mais aberto e a mastóide, mais alta e saliente.

Um último teste encerra o exame da coluna cervical superior. Em posição normal, é impossível palpar o atlas. Às vezes, em casos de triângulos digástricos muito abertos, podemos sentir suas massas laterais. Isto é raro. Em lesões unilaterais, em posição vertical e apenas em posição vertical, uma rotação inversa do atlas compensa uma rotação de lesão do occipital. Em lesões anteriores acompanham-se por um pequeno escorregamento lateral que também compensa o escorregamento lateral do occipital. Assim, por exemplo, na clássica lesão anterior direita, em posição vertical, o atlas gira e escorrega para a direita. Sua massa lateral direita é, então, perceptível no fundo do triângulo digástrico se este estiver suficientemente aberto, sobretudo o arco posterior, saliente para trás do

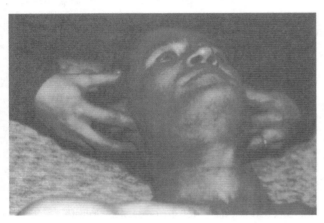

FIGURA 131

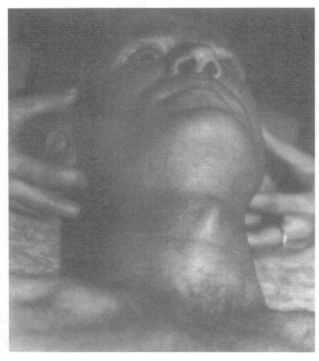

FIGURA 132

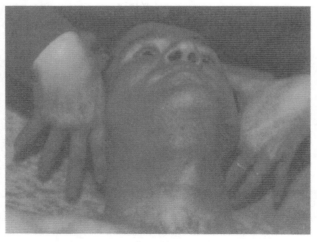

FIGURA 133

lado direito, que empurra as partes moles e faz desaparecer o diedro entre a coluna cervical e o bordo occipital.

— Paciente em pé ou sentado.

— O terapeuta atrás do paciente. A partir da inserção externa do trapézio sobre o occipital, afunda seu indicador em direção à coluna cervical seguindo a porção horizontal do bordo occipital. (Fig. 134) Quando tudo estiver normal, a extremidade do indicador percebe facilmente um nítido ângulo entre o bordo occipital e a coluna cervical. Quando houver uma rotação occipital de lesão, este ângulo não existe do lado da lesão na anteriorização, não existe do lado oposto na posteriorização.

Na ausência de lesão occipital, este último teste permite julgar uma eventual lesão do atlas sobre o axis.

TESTES DE MOBILIDADE

Os testes de mobilidade não apresentam interesse no exame da coluna cervical superior ou, mais exatamente, já foram realizados durante o exame geral. Já no exame da coluna cervical inferior são indispensáveis para o diagnóstico. Utilizam movimentos dos olhos ou dos ombros e não movimentos da cabeça ou pescoço.

A fisiologia da estática mostrou que os músculos oculares não se destinam à orientação dos olhos, mas ao equilíbrio durante os deslocamentos da cabeça. A visão foveal tem um cone de 15 graus; a orientação da visão é realizada por deslocamentos da cabeça. Não seguimos uma bola de tênis com os olhos mas com movimentos da cabeça. Quando orientamos o olhar lateralmente por um movimento voluntário sem mexer a cabeça, toda a região cervical inferior é irresistivelmente levada para uma rotação para o mesmo lado. Todas as vértebras posicionam-se nesta rotação. É isto que utilizaremos em nosso teste de mobilidade.

Com o mesmo objetivo, o teste de Sutherland utiliza ínfimos movimentos do ombro. A pequena elevação (2 cm) ou até mesmo a intenção de elevar o ombro posiciona as vértebras cervicais em lateroflexão-rotação para este lado (concavidade). Um abaixamento tem o mesmo efeito para o lado oposto.

Para todos estes testes de mobilidade o terapeuta utiliza a mesma posição:

— Paciente em decúbito dorsal.

— O terapeuta sentado à cabeceira, coloca seus dois indicadores de um lado e outro sobre as massas laterais da vértebra a ser examinada, orientando-os perpendicularmente ao pescoço. (Fig. 135) Constatamos que a melhor forma de realizar o teste é a

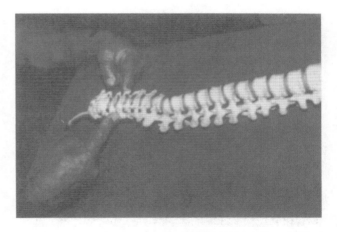

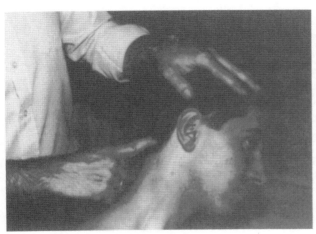

FIGURA 134

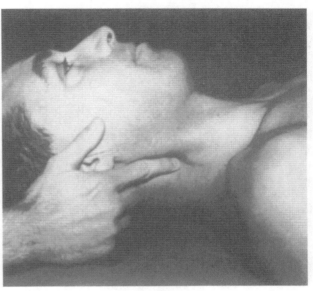

FIGURA 135

partir de C4, depois subir e descer tantos dedos quanto necessário. Após posicionar os indicadores, alongamos os médios posicionando suas extremidades sob as massas laterais. (Fig. 136) A vértebra encontra-se, assim, presa entre quatro dedos, posição que utilizaremos para os testes, mas também para as manobras de correção finas.

PRIMEIRO TESTE

As facetas articulares cervicais são oblíquas para trás e para baixo. Mais horizontais em cima, a obliqüidade delas aumenta descendo e as facetas verticalizam-se progressivamente. Se traçarmos sobre um desenho todas as linhas articulares (Fig 137), elas convergirão para a frente em direção a um ponto que corresponde mais ou menos à ponta do nariz.

— Puxando delicadamente os quatro dedos para cima e para a frente em direção à ponta do nariz, é possível fazer a vértebra bascular para a frente em desabitação. O movimento de retorno é ainda mais facilmente perceptível.

— Se a vértebra examinada escorrega bem para a frente, é sinal de que vai bem em desabitação.

— Fazendo os dedos da direita e depois os da esquerda descerem, pode-se bloquear a vértebra de baixo. Uma tração lateral fará a vértebra girar para o lado oposto. Como a vértebra cervical move-se seguindo um único parâmetro, na rotação ela se imbricará de um lado e se desabitará do lado oposto.

* Se girar bem dos dois lados, em imbricação e desabitação, não se encontra em lesão.

* Se girar bem apenas para um lado, encontra-se em lesão para este lado.

* Se não girar para lado algum, encontra-se em lesão de anteriorização e não pode realizar nenhuma imbricação.

Este teste de grande fineza requer muito treino e sensibilidade, mas leva a uma técnica de trabalho maravilhosa e sem riscos, mesmo em grandes traumatismos. Aplica-se sobretudo em pacientes hiperálgicos. Voltaremos ao assunto.

SEGUNDO TESTE

Este teste utiliza os movimentos dos olhos.

— Os dedos indicadores e médios do terapeuta são colocados dos dois lados da cervical do paciente apoiando levemente sobre as massas laterais da vértebra a ser examinada.

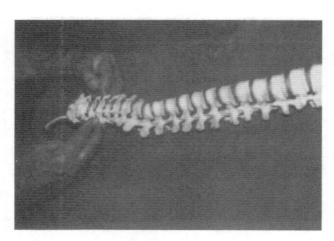

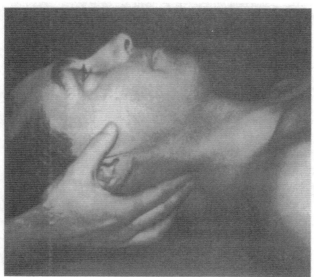

FIGURA 136

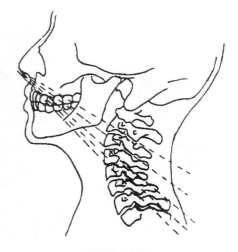

FIGURA 137

— O paciente gira os olhos o mais lentamente possível para a direita e mantém essa rotação ocular. Os quatro dedos percebem a rotação da vértebra: a massa lateral desce do lado da rotação e sobe do outro. O movimento de retorno é percebido em sentido contrário. O mesmo teste é em seguida realizado para o lado esquerdo.

* A vértebra gira bem nos dois sentidos. Não se encontra em lesão.

* A vértebra gira bem apenas em um sentido. Encontra-se em lesão lateral para este lado.

* A vértebra não gira bem em nenhum sentido. Encontra-se em lesão de anteriorização.

Neste teste, como acabamos de dizer, o terapeuta percebe a descida da massa lateral de um lado e a subida do outro. Esta percepção é possível para um terapeuta experiente, mas é inútil. Tendo em vista que nestas rotações provocadas a vértebra apenas pode realizar um único movimento, é suficiente sentir que ela mexe sob os dedos.

TERCEIRO TESTE

Este terceiro teste é idêntico ao precedente, mas a rotação da vértebra é obtida por uma elevação do ombro do lado a ser testado ou de um abaixamento do outro. Pessoalmente preferimos o abaixamento que leva a uma lateroflexão-rotação do lado oposto. Como este último movimento é devido à contração dos músculos torácicos, ao contrário do precedente, devido à contração dos músculos cervicais, não perturba a sensibilidade digital do terapeuta.

AS LINHAS DO ROSTO

A sutura metópica frontal, a depressão interciliar, a linha média do nariz, a dobra labial central e a sínfise mentoneira formam a linha central do rosto. (Fig. 138) Em pé, tendo em vista as necessidades estáticas da cabeça, esta se coloca sempre no prolongamento da linha central do corpo, materializada pela fúrcula do esterno. Toda a coluna cervical equilibra-se para que tudo ocorra desta forma. Quando em posição vertical, a linha do rosto parece desequilibrada se um de seus elementos encontrar-se, ele próprio, desequilibrado.

Em posição de decúbito as necessidades estáticas desaparecem, assim como a obrigatoriedade da horizontalização do olhar. Nenhuma compensação é

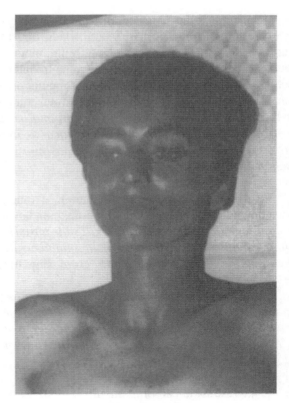

FIGURA 138

necessária e então as lesões occipitais aparecem. A direção da linha do rosto modifica-se no sentido da lesão.

— Com o paciente em decúbito dorsal, o terapeuta solicita que a cabeça seja colocada reta, no prolongamento do corpo. Como a sensibilidade proprioceptiva localiza-se na coluna cervical, é esta que se posicionará no prolongamento do corpo. As posições occipitais inadequadas se evidenciarão nitidamente.

— O terapeuta coloca-se em pé, à cabeceira do paciente, com um dedo na fúrcula do esterno para situar a linha central do corpo. (Fig. 139)

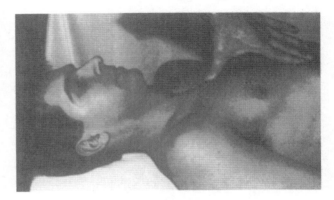

FIGURA 139

* Em uma lesão anterior unilateral, a rotação deslocará toda a linha do rosto para o lado oposto. A articulação C0-C1 corresponde na frente, mais ou menos, à base do nariz; o escorregamento lateral levará o queixo para longe da linha média, mas manterá o ponto central superior da fronte coincidindo com a linha central do corpo. *Em uma lesão anterior unilateral, a linha do rosto coloca-se oblíqua divergindo para baixo, para o lado oposto à lesão.* (Fig. 140)

* Em uma lesão posterior unilateral, a rotação leva a linha do rosto para o lado da lesão, não havendo escorregamento lateral. *Em uma lesão posterior unilateral, a linha do rosto é paralela à linha central do corpo, desviada para o lado da lesão.* (Fig. 141)

* Em uma lesão de pseudo-rotação, os sinais das duas lesões somam-se. *A linha do rosto encontra-se oblíqua para baixo e para fora do lado oposto à lesão, deslocada lateralmente para o mesmo lado devido à lesão posterior.* (Fig. 142)

* Nas lesões de escorregamento lateral, o eixo encontra-se deslocado para o lado do escorregamento e a frente para o outro. *Em uma lesão de escorregamento, a linha do rosto cruza a linha central do corpo.* (Fig. 143)

AS NORMALIZAÇÕES

Para todos os segmentos que acabamos de examinar e para todos os que ainda examinaremos, acreditamos que o tratamento deva sempre começar pelas *pompages*. É como procedemos sistematicamente. Na região cervical, estas *pompages* assumem uma importância ainda maior. Além das lesões de anteriorização, em geral traumáticas, e das lesões da coluna cervical superior, a maioria das lesões cervicais é secundária. No início deste livro vimos, quando falamos de linhas de gravidade, que tais lesões eram intimamente ligadas a lesões do cubóide, da fíbula, dos ilíacos e de L3. Podemos afirmar, por experiência própria, que muitas dessas lesões corrigem-se por simples *pompages*. A nosso ver, todo tratamento cervical inicia-se por um conjunto de *pompages* que descreveremos a seguir. Todas devem ser realizadas bilateralmente.

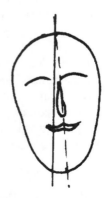

FIGURA 140

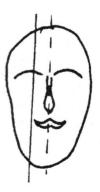

FIGURA 141

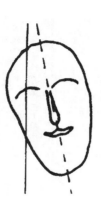

FIGURA 142

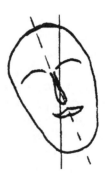

FIGURA 143

POMPAGE C0/C1

— Paciente em decúbito dorsal.

— O terapeuta sentado à sua cabeceira com os antebraços apoiados sobre a mesa e os polegares afundados delicadamente de lado e outro dentro dos triângulos digástricos. Por meio das partes moles ele fixa desta forma as massas laterais do atlas. Seus dois indicadores encontram-se apoiados sobre a porção horizontal da linha curva occipital. (Fig. 144)

— O tensionamento é obtido cruzando-se o polegar e indicador, e fazendo com que este movimento distancie o occipital do atlas.

POMPAGE C0/C2

— Paciente em decúbito dorsal.

— O terapeuta sentado à cabeceira, com as duas mãos sob a base do crânio e os dedos colocados perpendicularmente à coluna cervical do cliente, escorrega seus dois indicadores para dentro do espaço entre o occipital e a espinhosa de C2, empurrando-a para baixo. Seguindo a porção horizontal da linha curva, afunda seus dois dedos médios o mais próximo possível do centro para que venham apoiar-se sobre a linha curva. (Fig. 145)

— O tensionamento é obtido através do distanciamento dos indicadores e médios.

POMPAGE DOS SEMI-ESPINHAIS DA CABEÇA

— Paciente em decúbito dorsal.

— O terapeuta, à cabeceira, com uma de suas mãos prende a base do crânio, preensão esta que utilizaremos para todas as *pompages* cervicais. A base do crânio encontra-se na palma da mão do terapeuta, de tal forma que o conjunto polegar-indicador abertos coloca-se ao longo da linha curva occipital superior. O polegar apóia-se sobre um mastóide, o indicador ou o médio, sobre a outra. (Fig. 146) Para esta *pompage*, o indicador da outra mão apóia-se sobre a espinhosa saliente de D1. (Fig. 147)

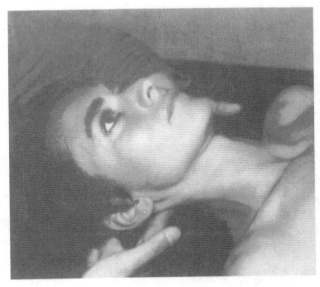

FIGURA 145

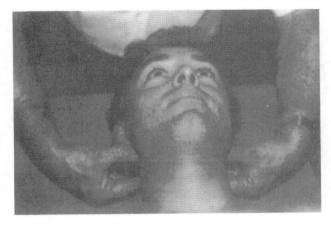

FIGURA 144

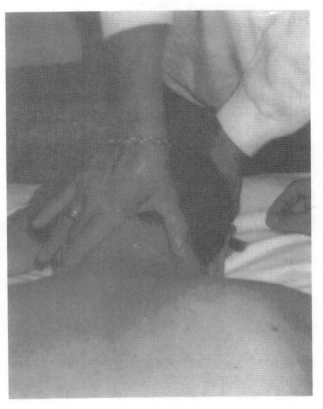

FIGURA 146

— O tensionamento é obtido por uma tração da mão occipital.

POMPAGE DOS ESCALENOS

— O terapeuta sentado à cabeceira do paciente com os antebraços apoiados. A mão oposta ao escaleno a ser tratado realiza a preensão da base do crânio como acabamos de descrever. O polegar da outra mão afunda-se na região do pescoço à frente do trapézio e apóia-se sobre a face superior da primeira costela. O terapeuta deve se assegurar de que o polegar não comprima a artéria subclávia que se situa 4 cm atrás da clavícula do lado esquerdo e 3 cm atrás da clavícula do lado direito. (Fig. 148)

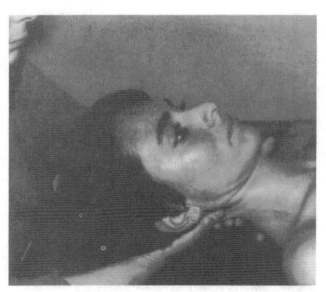

FIGURA 147

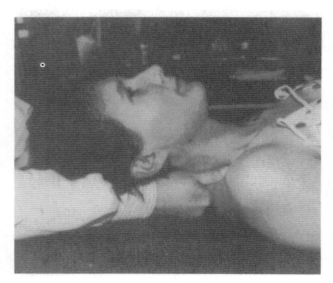

FIGURA 148

— O tensionamento é obtido por tração da mão occipital.

POMPAGE DO TRAPÉZIO SUPERIOR

— O paciente encontra-se em decúbito dorsal.

— O terapeuta sentado à cabeceira do paciente. Com sua mão do lado do trapézio a ser tratado, prende a base do crânio, cruza os antebraços e apóia a outra mão sobre o ombro correspondente ao músculo a ser tratado. (Fig. 149)

— O tensionamento é obtido pelo afastamento das duas mãos.

POMPAGE DO ELEVADOR DA ESCÁPULA

— As posições são exatamente as mesmas descritas para as *pompages* precedentes, porém a mão que se apóia sobre o ombro coloca seu polegar posteriormente, apoiado sobre a porção interna da espinha da escápula. (Fig. 150)

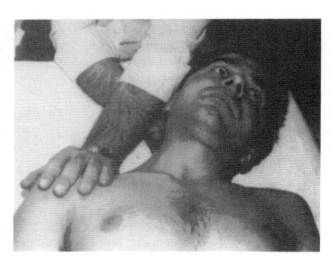

FIGURA 149

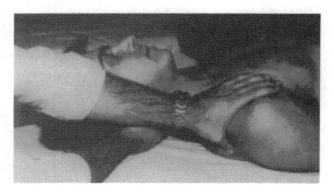

FIGURA 150

POMPAGE *EM ROTAÇÃO*

— Paciente em decúbito dorsal com a cabeça girada para o lado da rotação a ser trabalhada.

— O terapeuta prende a base do crânio e exerce uma leve tração para alinhar a região cervical. A outra mão apóia-se sobre o queixo. (Fig. 151)

— O tensionamento é obtido por uma pressão sobre a mandíbula e a amplitude de rotação aumenta progressivamente a cada pressão.

POMPAGE *DO ESTERNOCLEIDO-OCCIPITO-MASTÓIDEO*

— Paciente em decúbito dorsal com a cabeça em rotação para o lado oposto ao E.C.O.M. a ser tratado, o que coloca o músculo no eixo do esterno.

— O terapeuta sentado à cabeceira do paciente com a mão do lado do músculo a ser tratado prendendo a base do crânio e a outra mão apoiada sobre o esterno. (Fig. 152)

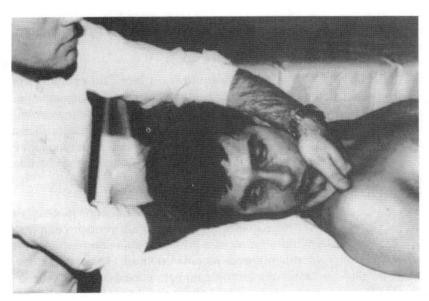

FIGURA 151

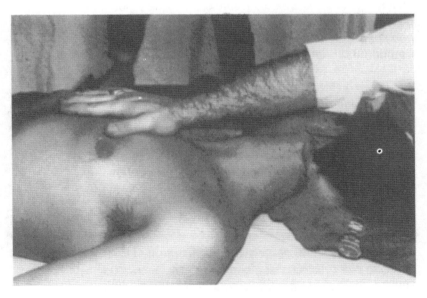

FIGURA 152

— O tensionamento é obtido por uma pressão para baixo da mão esternal que acompanha uma expiração do paciente. Para o retorno lento, respeitando o ritmo da *pompage*, o terapeuta não mais se preocupa com a respiração. Deverá preocupar-se com ela apenas quando tiver de realizar um novo tensionamento, que deverá ser realizado durante uma nova expiração.

NORMALIZAÇÕES DA COLUNA CERVICAL INFERIOR

NORMALIZAÇÃO POR MEIO DE POMPAGE

Há vários anos adotamos um método de trabalho que nos satisfaz. Constituído de pequenas *pompages* sutis, permite uma intervenção sem riscos em todos os problemas cervicais, mesmo em casos traumáticos ou hiperálgicos. Acreditamos ser o tratamento ideal nos casos de anteriorizações (chicote) que encontramos cada vez mais freqüentemente.

Para tais *pompages* retomamos a posição dos indicadores e médios sobre e sob as massas laterais articulares que já descrevemos para o exame. Para exemplificar, vamos escolher um trabalho sobre C4, esclarecendo que pode ele ser realizado da mesma forma sobre todas as vértebras da coluna cervical inferior e C2.

— Paciente em decúbito dorsal.

— O terapeuta sentado à sua cabeceira, os indicadores e médios sobre as massas laterais de C4.

1. — O terapeuta puxa levemente as massas laterais para cima e para a frente em direção à ponta do nariz, depois deixa voltar no ritmo clássico da *pompage*. Realiza, assim, uma *pompage* de C4 no sentido da desabitação.

2. — C4 encontra-se em lesão lateral direita (rotação-lateroflexão direita). O terapeuta coloca o indicador e o médio da mão direita sobre a massa lateral direita de C4, o indicador e o médio da mão esquerda sobre a massa lateral esquerda de C5. A *pompage* na direção da ponta do nariz proporciona uma dupla correção: rotação de C4 para a esquerda (correção direta) e rotação de C5 para a direita (correção indireta).

3. — Para uma lesão lateral esquerda de C4, o processo de correção será o mesmo: as mãos, no entanto, terão sido invertidas: o indicador e o médio direitos sob C5, indicador e médio esquerdos sob C4.

4. — C4 encontra-se em lesão de anteriorização. O terapeuta desce seus quatro dedos sobre as massas laterais direita e esquerda de C5. A *pompage* na direção da ponta do nariz imbricará C5 sob C4, realizando uma correção indireta de desabitação de C4.

LESÃO LATERAL

I. — Paciente em decúbito dorsal.

— O terapeuta em pé à cabeceira do paciente coloca seu indicador sobre a massa lateral do lado da lesão, depois, escorrega para baixo de modo que a articulação metacarpo-falangeana venha apoiar-se sobre esta massa lateral. (Fig. 153) A cabeça do paciente repousa sobre a palma da outra mão do terapeuta.

— O terapeuta leva a cabeça do paciente em lateroflexão sobre sua metacarpo-falangeana, depois, em rotação para o lado oposto por uma circundução cervical que conserva a lateroflexão. Desta forma realiza um bloqueio cervical. Este bloqueio é complementado por uma leve flexão até a vértebra inferior. (Fig. 154)

— A correção não é realizada por um exagero da rotação, mas por meio de um pequeno empurrão rápido, da metacarpo-falangeana sobre a massa lateral em direção à ponta do nariz. O terapeuta deve, sobretudo, estar atento para conservar rigorosamente os bloqueios. Uma inspiração do paciente e uma rotação dos olhos no sentido da correção poderão facilitá-la.

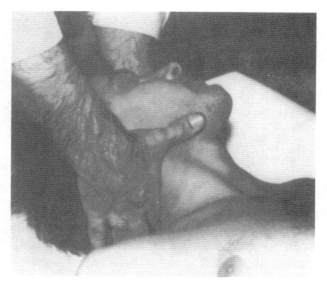

FIGURA 153

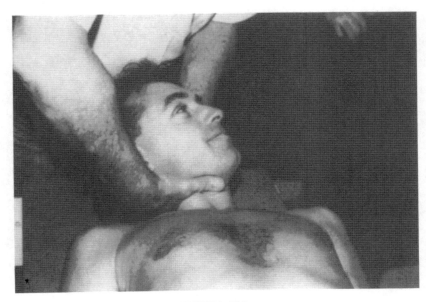

FIGURA 154

II. — O paciente encontra-se sentado sobre uma cadeira.

— O terapeuta em pé em frente ao paciente prende seu dedo médio do lado da lesão sob a massa lateral da vértebra a ser corrigida. A outra mão encontra-se aberta sobre a face do paciente. O terapeuta deita a cabeça do paciente na palma de sua mão do lado da lesão, colocando assim a coluna cervical em lateroflexão e depois, por meio de uma circundução, leva a cabeça para uma rotação corretiva. (Fig. 155)

— O bloqueio é cuidadosamente mantido e a correção é obtida por uma inspiração por meio de uma tração rápida do dedo médio (*trust*) sobre a massa lateral.

LESÃO ANTERIOR

I. — Paciente em decúbito dorsal.

— O terapeuta, sentado à cabeceira do paciente, coloca seus dois indicadores esticados e sobrepostos, sob a espinhosa da vértebra abaixo daquela a ser corrigida. (Fig. 156)

— A correção é obtida por meio de elevações sucessivas e progressivas dos dois indicadores que obrigam a vértebra em lesão a ir em imbricação, isto durante as expirações.

II. — Esta segunda normalização é freqüentemente necessária em lesões antigas. É realizada por duas correções indiretas sobre a vértebra inferior que imbrica as facetas uma após a outra sob a vértebra em lesão. Assim, em uma lesão anterior de C4, uma das duas manobras laterais que acabamos de descrever é aplicada à direita e à esquerda sobre as massas laterais de C5.

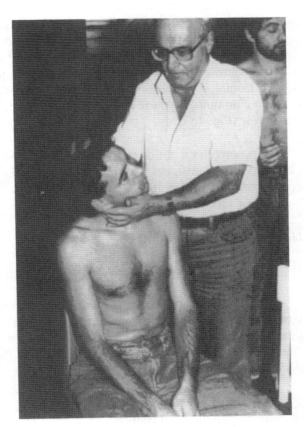

FIGURA 155

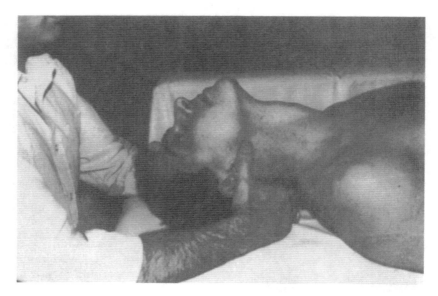

FIGURA 156

NORMALIZAÇÕES DA COLUNA CERVICAL SUPERIOR

LESÃO ANTERIOR BILATERAL

— Paciente em decúbito dorsal.

— O terapeuta em pé, à cabeceira do paciente, com uma das mãos sobre a linha curva occipital superior obedecendo à técnica que já descrevemos para as *pompages* cervicais. A outra mão encontra-se plana sobre a face do paciente, a palma apoiada sobre o frontal, o indicador e o anular colocados de um lado e do outro do nariz apoiados sobre os sinus maxilares. (Fig. 157)

— A correção é obtida por uma inspiração tracionando a mão occipital e empurrando para baixo com a outra mão o frontal e os sinus. Esta tração e o empurrar são mantidos durante a expiração.

LESÃO POSTERIOR BILATERAL

— Paciente em decúbito dorsal.

— O terapeuta em pé à cabeceira do paciente, com uma das mãos sobre a linha curva occipital superior e a outra mantendo o queixo em sua palma. As duas mãos colocam a cabeça em uma posição de flexão occipital com o queixo elevado. (Fig. 158)

— A correção é obtida por meio de uma pequena correção rápida das duas mãos ao mesmo tempo (*trust*).

LESÃO ANTERIOR UNILATERAL

Nesta região os bloqueios são muito importantes e devemos entendê-los bem para poder executá-los corretamente. Como a anteriorização é uma flexão occipital, a cabeça é colocada em extensão por um recuo do queixo. Nesta lesão, o occipital

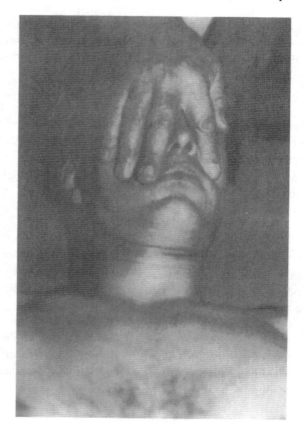

FIGURA 157

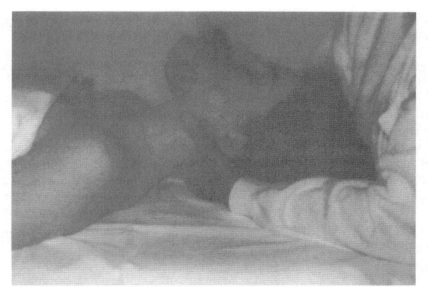

FIGURA 158

realizou um escorregamento lateral para o lado oposto à lesão e a cabeça desta forma posicionou-se em lateroflexão para o lado da lesão. Uma lateroflexão para o lado oposto à lesão facilitará, portanto, a correção de escorregamento lateral e abrirá o intervalo entre o côndilo lesado e o atlas. Trata-se, é claro, de uma lateroflexão occipital e não cervical. Ela criará um ponto fixo sobre o côndilo que não se encontra em lesão e este ponto permitirá a rotação corretiva. (Fig. 159)

— Paciente sentado sobre uma cadeira.

I. — O terapeuta encontra-se em pé do lado da lesão com seu braço anterior contornando a cabeça do paciente e a mão plana sobre o ápice do crânio com o queixo do paciente apoiado na prega de seu cotovelo. Deve levar a cabeça para uma extensão occipital, em lateroflexão para o lado oposto à lesão e rotação para o lado da lesão. Para impedir a rotação do atlas o polegar e o indicador da outra mão apóiam-se sobre o arco posterior do lado da lesão. (Fig. 160)

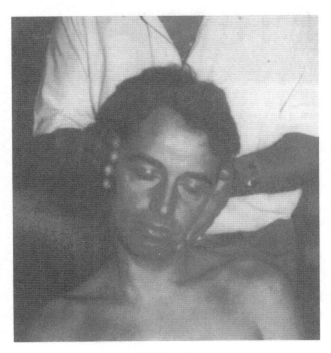

FIGURA 159

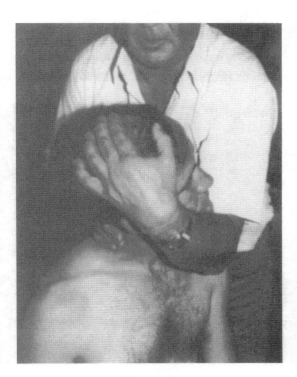

FIGURA 160

— A correção é obtida por um pequeno *trust* exagerando a rotação.

II. — O terapeuta encontra-se em pé atrás do paciente. Este em anteflexão completa e em rotação para o lado da lesão pousa sua face oposta na palma da mão anterior do terapeuta. A descontração completa do paciente é aqui indispensável. Esta posição coloca automaticamente o occipital nas posições que já descrevemos anteriormente. O indicador da outra mão apóia-se sobre o arco posterior do atlas do lado da lesão. (Fig. 161)

— A correção é obtida por um pequeno *trust* sobre o queixo no sentido da rotação corretiva.

LESÃO POSTERIOR UNILATERAL

Esta lesão é de fácil correção. Dissemos que ela era resultado de um movimento bilateral de extensão. Corrige-se por meio da técnica bilateral que já descrevemos.

LESÃO DE PSEUDO-ROTAÇÃO

Trata-se de duas lesões ocorridas em momentos diferentes. Para a correção pode ser necessário adotarmos, de acordo com o caso, duas diferentes atitudes.

— Se a lesão anterior não for antiga, sua correção, como já descrevemos, em geral permite corrigir o conjunto.

— Se a lesão anterior for antiga e estrutural, é necessário primeiro corrigir a lesão posterior, depois, em um segundo tempo, após um bom preparo com *pompages*, "tentar" corrigir a lesão anterior.

LESÃO DE ESCORREGAMENTO LATERAL

I. — Paciente em decúbito dorsal, com a cabeça girada para o lado oposto à lesão.

— O terapeuta em pé, à cabeceira do paciente com o indicador e o médio do lado oposto ao escorregamento prendendo a ponta da mastóide. O indicador da outra mão está dobrado e apoiado sobre a mastóide superior sob o lóbulo da orelha correspondente, o polegar encontra-se sobre a mandíbula. (Fig. 162)

II. — A segunda correção é comparável à anterior.

— A cabeça do paciente encontra-se reta, o crânio apoiado contra a barriga do terapeuta. As mãos deste encontram-se nas mesmas posições descritas na correção anterior. (Fig. 163)

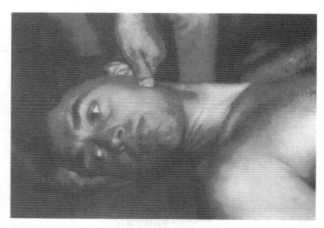

FIGURA 162

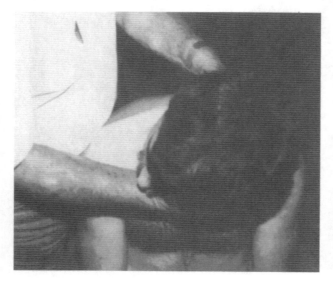

FIGURA 161

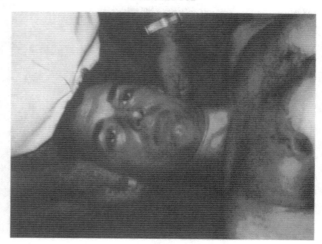

FIGURA 163

— Em um primeiro tempo, o terapeuta puxa a mastóide oposta para trás e empurra a mastóide e a mandíbula lateralmente para o lado da lesão. Em um segundo tempo, empurra a cabeça com sua barriga para fazer o occipital escorregar no sentido da correção.

LESÃO DO ATLAS

As lesões do atlas são sempre de rotação, secundárias às lesões occipitais unilaterais. Corrigem-se em geral com estas últimas, mas podemos encontrar lesões isoladas.

— Paciente em decúbito dorsal ou de preferência sentado.

— O terapeuta, em pé atrás do paciente, leva a cabeça deste para uma rotação máxima para o lado oposto à rotação do atlas, o occipital em leve flexão. O indicador da mão do lado da lesão encontra-se apoiado sobre o arco posterior do atlas, que se encontra saliente. Se necessário, reforça-se este apoio pousando-se o médio sobre a unha do indicador. (Fig. 164)

— A correção é obtida por um empurrão em *trust* sobre o arco posterior do atlas.

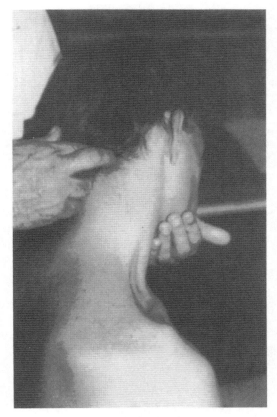

FIGURA 164

MEMBRO INFERIOR

O PÉ

Consideramos o pé uma maravilha mecânica. Em nosso livro *Fisiologia da Terapia Manual* já o dissemos e gostaríamos de repeti-lo aqui. No aspecto articular, que é o que nos interessa neste livro, vamos discutir sucessivamente três funções: amortecimento da força de inércia da translação do corpo na marcha; os impulsos dinâmicos na progressão, e a adaptação dos apoios à gravidade, às desigualdades do chão, aos deslocamentos da marcha e aos desequilíbrios estáticos dos segmentos superiores.

I. — AMORTECIMENTO

Na recepção anterior na marcha, o pé toma contato com o chão por meio do calcanhar e depois bate bruscamente sobre ele. Desta forma, encontra-se subitamente freado em sua progressão para a frente; este bloqueio permite a translação da perna em torno da tíbio-társica. Esta brusca freagem faz com que o astrágalo receba da tíbia um impulso para a frente, impulso este "absorvido" pelo sistema ligamentar tíbio-társico e subastragaliano. A tíbia escorrega levemente sobre o astrágalo, o que tensiona os feixes posteriores dos ligamentos laterais; sobretudo o astrágalo escorrega para a frente sobre o calcâneo, o que coloca em tensão o importante ligamento interósseo do sinus do tarso. Da mesma forma, precedendo o impulso posterior da tíbio-társica, que se encontra, então, em flexão forçada, um impulso para trás faz escorregar as duas articulações, impulso este "absorvido" pelos feixes anteriores dos ligamentos laterais e folheto posterior do ligamento do sinus do tarso. Escorregamentos semelhantes também ocorrem quando se sobe um plano inclinado (escorregamento para trás) ou se desce um plano inclinado (escorregamento para a frente). Também encontram-se presentes em quase todos os gestos da vida diária que necessitem dos apoios do pé sobre o chão. Todos os traumatismos do pé podem exagerá-los e transformá-los em lesão.

Esta fisiologia especial dos apoios do pé no chão é a fisiologia dos micromovimentos da tíbia sobre o astrágalo e dos escorregamentos do astrágalo sobre o calcâneo ou do calcâneo sob o astrágalo. Evidentemente são nestes micromovimentos que se situarão as lesões osteopáticas deste sistema amortecedor.

A. — Na região tíbio-társica, as lesões são facilmente compreendidas. A lesão mais freqüente é a anterior. É em geral traumática. Por uma razão qualquer, o pé é bloqueado, mas, levada pela inércia, a tíbia continua um movimento para a frente. Isto é comum nas quedas de esqui, descendo uma escada quando o calcanhar se prende em um degrau etc. A lesão posterior é mais rara. Já a encontramos em indivíduos que permaneceram apoiados sobre os antepés com o calcanhar no vazio durante algum tempo. Como sempre, nas lesões osteopáticas:

* Na **lesão tibial anterior** a tíbia escorrega bem para a frente mas não para trás. (Fig. 165)

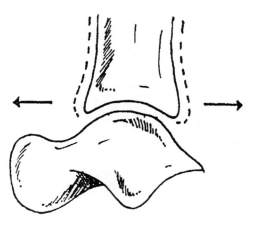

FIGURA 165

141

* Na **lesão tibial posterior** a tíbia escorrega bem para trás mas não para a frente.

B. — Os escorregamentos do astrágalo sobre o calcâneo são, já sabemos, diversos. Os eixos longitudinais dos dois ossos não são paralelos. *O astrágalo é orientado de trás para a frente, de fora para dentro e de cima para baixo.* Quando escorrega para a frente, ele vai para a frente, para dentro e para baixo. Ao contrário, quando escorrega para trás vai para trás, para fora e para cima. (Fig. 166)

O calcâneo é orientado de trás para a frente, mas de dentro para fora e de baixo para cima. Isso faz com que os escorregamentos do calcâneo sob o astrágalo não sejam inversos aos do astrágalo sobre o calcâneo. (Fig. 167)

De acordo com o fato da tensão de lesão ser exercida sobre um ou outro dos dois ossos, temos uma lesão **astrágalo-calcaneana ou uma lesão calcâneo-astragaliana.**

Resumiremos tudo isto no seguinte quadro:

***Astrágalo ântero-interno**: o astrágalo escorrega apenas para a frente, para dentro e para baixo.

***Astrágalo póstero-externo:** o astrágalo escorrega apenas para trás, para fora e para cima.

***Calcâneo ântero-externo:** o calcâneo escorrega apenas para a frente, para fora e para cima.

***Calcâneo póstero-interno:** o calcâneo escorrega apenas para trás, para dentro e para baixo.

EXAME

A. — O exame das lesões tibiais é sempre facilitado pela anamnese. Noventa e cinco por cento das lesões são recentes e traumáticas. A descrição do acidente orienta imediatamente o diagnóstico.

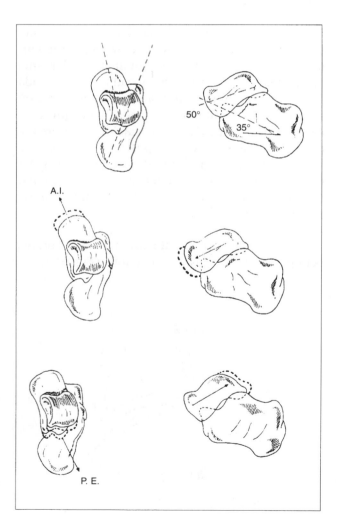

FIGURA 166

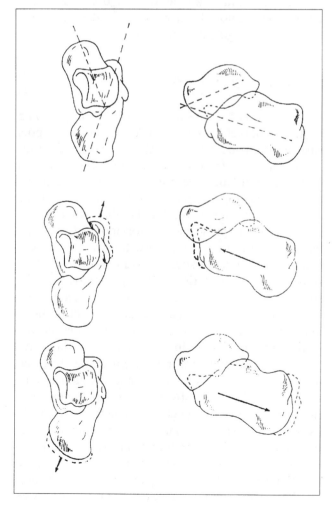

FIGURA 167

A palpação do bordo anterior da tíbia é simples. O terapeuta afunda seu indicador no intervalo formado pelo bordo anterior da tíbia e a cabeça do astrágalo, entre o tendão do tibial anterior para dentro e o tendão do extensor comum para fora. (Fig. 168) Em uma lesão anterior, o indicador percebe um degrau superior formado pelo bordo anterior da tíbia; em uma lesão posterior, percebe nitidamente a cabeça do astrágalo.

Como sempre, a certeza do diagnóstico é dada pelo teste de mobilidade.

I. — O paciente encontra-se em decúbito dorsal.

— O terapeuta encontra-se em pé, à região do pé do paciente. Com sua mão caudal apoiada sobre a mesa, dá apoio ao calcanhar do paciente sobre a palma, a planta do pé repousa sobre seu antebraço. (Fig. 169) O calcanhar da mão cefálica encontra-se apoiado sobre a região anterior da tíbia.

— A mão cefálica posterioriza a tíbia por uma pressão exercida no sentido da mesa, depois, deixa-a voltar lentamente estimando, dessa forma, o trajeto de retorno.

II. — O pé do paciente encontra-se para fora da mesa; a extremidade inferior da tíbia encontra-se protegida sobre uma almofada apoiada sobre a mesa.

— O terapeuta fixa a tíbia por um apoio de sua mão cefálica. Sua mão caudal fixa o astrágalo por meio de um tipo de preensão que encontraremos em várias circunstâncias. (Fig. 170) Fazendo escorregar a prega entre polegar e indicador ao longo da tíbia, ele encontra no caminho a cabeça do astrágalo. Conservando este contato, aperta o polegar sob o maléolo externo e o indicador sob o maléolo interno. O quinto dedo dobrado sob o pé o mantém em ângulo reto.

— Com os dois ossos fixados dessa forma, o terapeuta empurra o astrágalo para baixo e esta posteriorização indiretamente anterioriza a tíbia. Em um segundo tempo ele julgará o retorno.

Logicamente a lesão encontra-se do lado em que o movimento é possível se do outro lado ele for impossível.

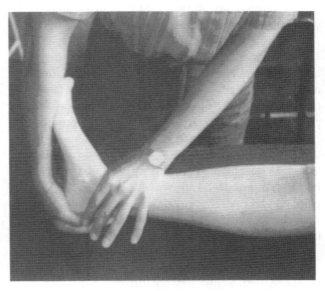

FIGURA 169

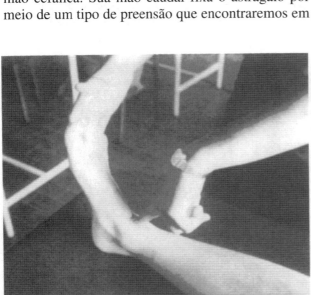

FIGURA 168

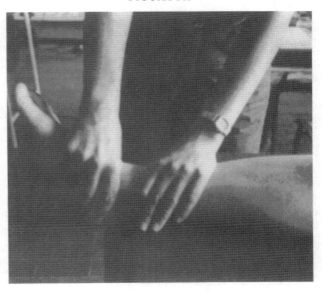

FIGURA 170

B. — O exame das lesões astrágalo-calcaneanas e calcâneo-astragalianas é essencialmente realizado por testes de mobilidade. O princípio destes testes é simples: um dos ossos é mobilizado enquanto o outro é fixo. A única dificuldade é a dissociação do movimento das mãos.

— O paciente encontra-se sentado sobre a mesa, com as pernas soltas.

— O terapeuta coloca o membro a ser tratado em rotação externa de tal forma que o bordo interno do pé "olhe" para cima. Com sua mão externa realiza a preensão do astrágalo com o intervalo polegar-indicador sobre a cabeça do astrágalo e o polegar e o indicador apertando os maléolos. (Fig. 171)

A outra mão prende a tuberosidade maior do calcâneo entre o polegar e o indicador.

— Em um primeiro tempo, após uma leve descompressão, a mão calcaneana fixa este osso; depois, a mão astragaliana puxa o astrágalo respi- tando os três parâmetros de escorregamento: para a frente, para dentro e para baixo. Em seguida permite aos ossos voltarem lentamente, julgando a amplitude deste movimento. Em um segundo tempo empurra o astrágalo para trás, para fora e para cima e também julga a amplitude do movimento de retorno. O respeito aos três parâmetros de escorregamento é muito importante. Respeitar apenas um deles pode bloquear todo o movimento e falsear o teste.

— O teste de mobilidade do calcâneo é semelhante. A mão externa fixa solidamente o astrágalo. A mão interna, após uma leve descompressão, empurra o calcâneo para a frente, para fora e para cima, depois, puxa-o para trás, para dentro e para baixo.

AS NORMALIZAÇÕES

Pompages *tíbio-társicas*

I. — Paciente em decúbito dorsal.

— O terapeuta em pé, ao lado. Sua mão caudal segura o pé apoiando o calcanhar na palma; a planta do pé repousa sobre o antebraço. A mão cefálica contorna o tornozelo e a base do quinto e primeiro metacarpianos apóiam-se sobre a face anterior da base tibial. (Fig. 172)

— O tensionamento é obtido por uma pressão para baixo da mão cefálica.

II. — Paciente em decúbito ventral com joelho fletido a 90 graus.

— O terapeuta em pé, ao lado do paciente. Sua mão caudal prende o astrágalo da forma anteriormente descrita. Sua mão cefálica coloca-se em bracelete sob a tuberosidade do calcâneo. (Fig. 173)

— O tensionamento é obtido por uma elevação das duas mãos, o que descomprime a articulação, sem que os joelhos sejam elevados da mesa.

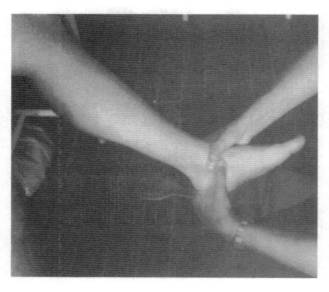

FIGURA 171

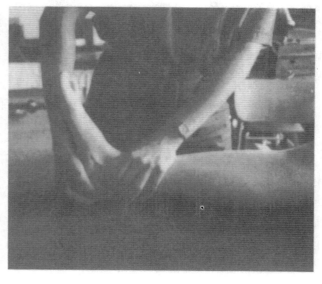

FIGURA 172

Pompage *do solear*

Trata-se de uma *pompage* muito importante tanto para as lesões tíbio-társicas quanto para pés valgos, para rotações tibiais externas e artroses da rótula.

— Paciente em decúbito dorsal.

— O terapeuta em pé, ao lado do paciente. Com sua mão caudal o terapeuta apóia o calcanhar na palma tomando cuidado para manter o retropé em leve varo. A planta do pé repousa sobre seu antebraço. A mão cefálica mantém o joelho em leve flexão. (Fig. 174)

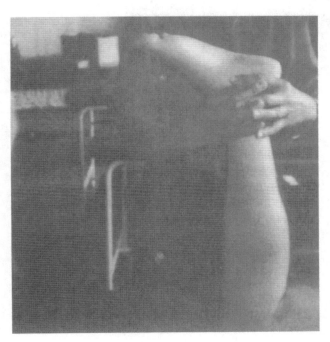

FIGURA 173

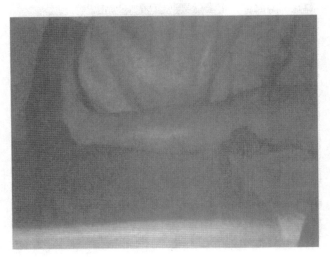

FIGURA 174

— O tensionamento é obtido por uma inclinação do corpo do terapeuta no sentido da cabeça do paciente, inclinação esta que leva o pé em talo.

Pompage *subastragaliana*

— Paciente em decúbito dorsal.

— O terapeuta em pé, aos pés do paciente, coloca o pé deste em rotação externa apoiando a planta do pé sobre seu próprio peito. Com a mão externa realiza a preensão do astrágalo já descrita. Com a mão interna prende o calcâneo entre o polegar e indicador. (Fig. 175)

— O tensionamento é obtido por um leve recuo do corpo.

Pompage *médio-társica e de Lisfranc*

— Paciente em decúbito dorsal.

— A mão cefálica do terapeuta fixa o tarso do paciente sobre a mesa por uma preensão em bracelete. A *pompage* realiza-se em dois tempos.

* Para tratar o antepé interno, o terapeuta coloca-se em pé do lado a ser tratado. Sua mão caudal prende o bordo interno do pé e os três primeiros metatarsianos; o polegar é aplicado sobre a face dorsal do pé. (Fig. 176)

* Para tratar o antepé externo o terapeuta coloca-se em pé, do lado oposto ao que se quer

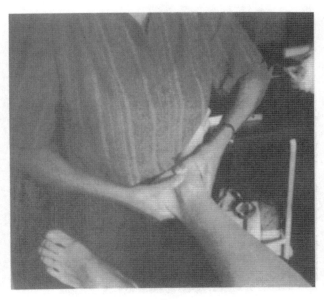

FIGURA 175

145

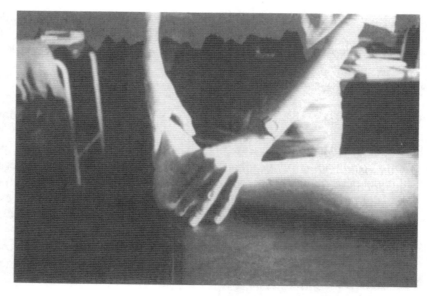

FIGURA 176

tratar. Sua mão caudal prende o bordo externo do pé e os dois últimos metatarsianos; o polegar encontra-se apoiado sobre a face dorsal. (Fig. 177)

— O tensionamento é obtido por uma tração da mão caudal.

Normalização tibial anterior

— Paciente em decúbito dorsal.

— O terapeuta encontra-se em pé, ao lado do paciente. Sua mão caudal prende o astrágalo como anteriormente descrito; depois, apóia solidamente a tuberosidade calcaneana sobre a mesa; o calcanhar deve servir de ponto fixo.

— Para a correção, conservando-se o ponto fixo representado pelo calcanhar, a mão caudal leva o antepé no sentido de uma extensão, abrindo assim a tíbio-társica. (Fig. 178) Ao mesmo tempo, um apoio da mão cefálica posterioriza a tíbia.

Normalização tibial posterior

— Paciente em decúbito dorsal, pé para fora da mesa, uma almofada sob a tíbia.

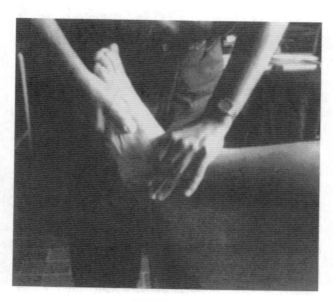

FIGURA 177

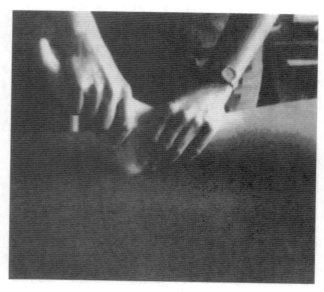

FIGURA 178

— Com sua mão caudal o terapeuta realiza a preensão do astrágalo e fixa a tíbia sobre a mesa com sua mão cefálica. (Fig. 179)

— A correção é obtida por um empurrar para baixo da mão caudal que, ao posteriorizar o astrágalo, anterioriza indiretamente a tíbia.

Normalizações subastragalianas

As correções das lesões astrágalo-calcaneanas e das lesões calcâneo-astragalianas são comparáveis aos movimentos que já descrevemos para o exame e teste de mobilidade. (Fig. 171) Aqui novamente é indispensável respeitar os três parâmetros de escorregamento.

— Realizar uma leve descompressão articular.

— Fixar solidamente o osso que não se encontra em lesão.

— Puxar ou empurrar o osso em lesão o mais longe possível no sentido da lesão, manter a posição assim adquirida alguns segundos e depois deixar retornar à posição inicial.

— Puxar ou empurrar o osso em lesão no sentido da correção e mantê-lo assim por alguns segundos, e depois deixar retornar.

II. — OS IMPULSOS

O impulso sagital da marcha tem como centro articular a tíbio-társica, a Rainha, como a denominava Ombredane. É um grande movimento dinâmico que utiliza os macromovimentos da articulação. Aqui trata-se de algo à parte dos problemas osteopáticos. Por outro lado, veremos o impulso lateral com a médio-társica. No plano osteopático, é sobretudo o desenrolar do pé no chão durante o período de apoio que queremos discutir.

Durante a fase de apoio no chão, a tíbio-társica desenrola-se da extensão à flexão, e depois retorna à extensão durante o impulso tricipital. Com a fisiologia vimos que a polia astragaliana, sendo mais larga na frente do que atrás, faz com que o maléolo externo se abra durante a flexão e se feche durante a extensão. Vimos também que esta abertura levava à ascensão da fíbula, e o fechamento levava à descida. Estes movimentos de ascensão e descida, *que constituem o "starter" do impulso lateral e permitem a coordenação dos dois impulsos*, ocorrem principalmente na região da articulação tíbio-fibular superior. Tendo em vista a forma das superfícies articulares, quando a fíbula sobe, sua cabeça vai para trás e para dentro; quando desce vai para a frente e para fora.

— Na **lesão fibular alta:** a cabeça da fíbula vai bem para trás, para dentro e para cima mas não para a frente, para fora e para baixo.

— Na **lesão fibular baixa:** a cabeça da fíbula vai bem para a frente, para fora e para baixo, mas não para trás, para cima e para dentro.

EXAME

O exame da fíbula é realizado em dois tempos.

Um primeiro teste, em geral mais grosseiro, permite determinar a lesão. Anatomicamente o maléolo externo é mais baixo do que o maléolo interno

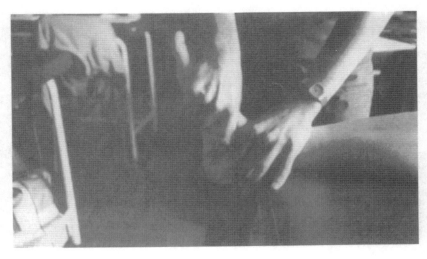

FIGURA 179

cerca de um dedo. O terapeuta coloca seus dois indicadores sob as pontas maleolares e os compara um ao outro. (Fig. 180)

— Se o bordo superior do indicador externo encontra-se sobre a mesma linha do bordo inferior do indicador interno, **não há lesão.**

— Se o bordo superior do indicador externo encontra-se mais alto do que o bordo inferior do indicador interno, **talvez haja uma lesão de fíbula alta.**

— Se o bordo superior do indicador externo encontra-se mais baixo do que o bordo inferior do indicador interno, **talvez haja uma lesão de fíbula baixa.**

O teste de mobilidade da cabeça da fíbula confirmará ou não a lesão. Não devemos esquecer que estruturalmente uma fíbula pode ser mais curta ou mais longa do que o normal, seja por razões congenitais, quando a anomalia for bilateral, seja por razões traumáticas.

— O paciente encontra-se em decúbito dorsal, com joelhos fletidos a 90 ou 100 graus, e com planta do pé apoiada sobre a mesa.

— O terapeuta prende a cabeça da fíbula entre o polegar e o indicador. (Fig. 181) Em um primeiro tempo ele a empurra lenta, suave e progressivamente para trás, para dentro e para cima; depois julga o retorno. Em um segundo tempo, puxa-a para a frente, para fora e levemente para baixo e julga o retorno. O osso vai no sentido da lesão e não vai no outro. Aqui, o mais importante é que essas trações sejam extremamente leves. Acreditamos que toda dificuldade de teste tão sutil resida na obtenção desta leveza.

NORMALIZAÇÃO

Lesão alta

— Paciente em decúbito dorsal, joelho fletido a 120 graus. O pé plano sobre a mesa.

— O terapeuta em pé, à região do joelho, pousa seu indicador caudal sobre a cabeça da fíbula. (Fig. 182)

— A correção é obtida batendo-se com o bordo cubital dos dedos da mão que permaneceu livre contra o indicador pousado sobre a cabeça da fíbula.

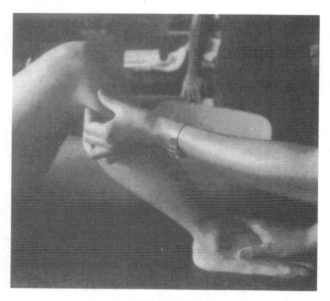

FIGURA 181

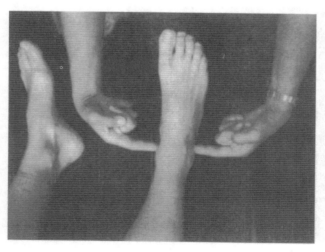

FIGURA 180

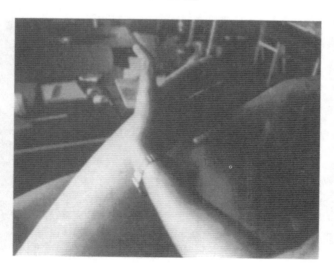

FIGURA 182

Lesão baixa

— Paciente em decúbito dorsal.

— O terapeuta em pé, ao lado do paciente. Com sua mão interna, ele mantém a perna do paciente, o joelho fletido a 90 graus. A eminência tenar da mão externa vem apoiar-se sobre a ponta do maléolo externo. (Fig. 183)

— Para a correção, o paciente empurra seu pé para baixo por meio de uma extensão do joelho enquanto o terapeuta resiste razoavelmente com sua mão externa.

Lesão alta

Esta correção é realizada na região da articulação tíbio-fibular superior. Nesta lesão alta, a cabeça da fíbula não vai para a frente, para fora e para baixo.

— Paciente em decúbito dorsal.

— O terapeuta em pé, na extremidade da mesa, coloca seu indicador externo dobrado sob a cabeça da fíbula em lesão, e o polegar correspondente apoiado sobre a tuberosidade anterior da tíbia (fulcro). A mão interna mantém a perna com firmeza. (Fig. 184)

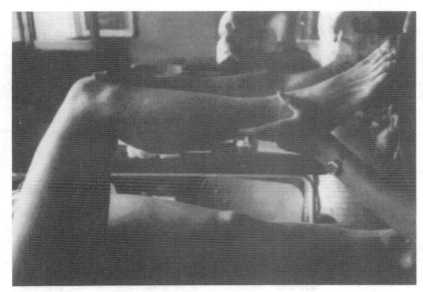

FIGURA 183

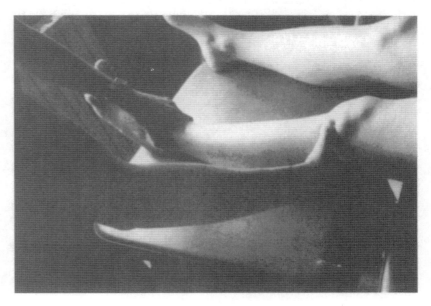

FIGURA 184

— Para corrigir, o indicador dobrado puxa a cabeça da fíbula para a frente, para fora e para baixo (correção direta), enquanto durante uma inspiração do paciente a mão interna leva a tíbia para uma rotação externa (correção indireta).

Lesão baixa

Esta correção é comparável à anterior. A cabeça da fíbula não vai para trás, para dentro e para cima.

— Paciente em decúbito dorsal.

— O terapeuta encontra-se em pé, na extremidade da mesa e coloca o polegar da mão externa sobre a porção anterior da cabeça da fíbula em lesão. A mão interna mantém solidamente a perna. (Fig. 185)

— Para a correção, o polegar externo apóia-se fortemente sobre a cabeça da fíbula empurrando-a para trás, para dentro e para cima (correção direta), enquanto a mão interna leva a tíbia para uma rotação interna (correção indireta), durante uma expiração do paciente.

Normalização da articulação fíbulo-tibial distal

Somente a articulação proximal está realmente envolvida nas lesões da fíbula. No entanto, é útil, às vezes, juntar uma correção distal à correção proximal que acabamos de ver. Ela será igual a esta última, porém ao inverso. Em uma fíbula alta, a cabeça encontra-se posteriorizada, mas o maléolo tende à anteriorização e vice-versa nas lesões de fíbula baixa.

Uma outra lesão, sempre traumática e consecutiva a uma torção do pé, diz respeito à articulação tíbio-fibular distal. Esta articulação é uma falsa articulação de simples contato. Com exceção dos movimentos para cima e para baixo que acabamos de examinar, ela permite ao maléolo leves escorregamentos para a frente, nos quais acompanha-se de uma rotação interna por torção da fíbula; para trás, estes mais raros. Estes micromovimentos de escorregamento levam com freqüência a lesões osteopáticas que são seqüelas de entorses tíbio-társicas.

O exame destas lesões é simples. Com a mão externa, o terapeuta prende o maléolo entre o polegar e indicador. (Fig. 186) Em seguida, empurra o maléolo para baixo com seu polegar e julga o retorno; depois, puxa-o para cima com seu indicador e julga o retorno.

As correções também são elementares. O paciente em decúbito dorsal e o terapeuta do lado oposto. Para uma lesão anterior, este último coloca seus dois polegares um sobre o outro, sobre o bordo anterior do maléolo. Com seus outros dedos sob a perna, estabelece um contra-apoio. (Fig. 187) A correção é realizada por um apoio dos dois polegares para baixo, o que posterioriza o maléolo. O pacien-

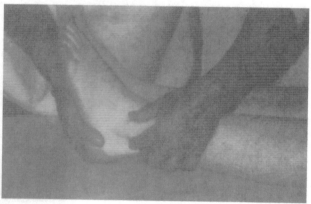

FIGURA 186

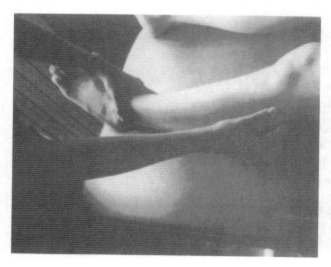

FIGURA 185

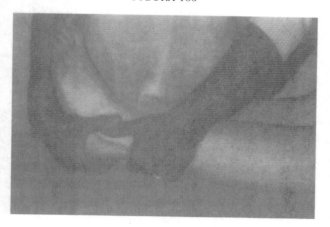

FIGURA 187

te em decúbito ventral, a correção de uma lesão posterior é semelhante.

III. ADAPTAÇÃO DOS APOIOS

Acreditamos que os problemas de apoio do pé no chão são os maiores que a terapia manual pode enfrentar. Condicionam toda a estática. Não pode existir boa estática sem bons apoios no chão. Para convencer-se disso, pedimos ao leitor que realize uma experiência consigo mesmo.

Em pé, na posição fisiológica, isto é, com os dois calcanhares separados de 2 a 5 cm e os pés abertos em um ângulo de 15 graus, preste atenção em seu membro inferior direito. Sem deslocar o pé do chão, force seu membro inferior direito para uma rotação externa; seu pé automaticamente se apoiará sobre o bordo externo, o retropé entrará em leve varo e o antepé em inversão. Com o mesmo objetivo, realize uma rotação interna. Seu pé se apoiará sobre o bordo interno, o retropé entrará em valgo e o antepé everter-se-á. Desta forma você criou compensações descendentes aos desequilíbrios em rotação do quadril.

— Na mesma posição, apoie o bordo externo de seu pé direito. Imediatamente você perceberá a tendência de seu membro inferior a realizar uma rotação externa. Preste atenção na bacia. Ela realiza uma rotação horizontal para a direita. A espinha ilíaca ântero-superior esquerda se projeta para a frente. É fácil entender que em uma verdadeira deformação do pé em varo, este giro pélvico para a direita levaria a uma rotação lombar para o mesmo lado e a uma rotação dorsal para o outro.

— Podemos realizar a mesma experiência levando o apoio do pé sobre o bordo interno. Este apoio levará a uma rotação interna do membro inferior direito e a um giro horizontal pélvico para a esquerda.

Uma deformidade do pé pode criar toda uma cadeia de deformidades ascendentes, mas também pode ser o ponto de chegada de uma cadeia descendente. Em nossa fisiologia, podemos dizer que uma adaptação do pé no chão vai até o equilíbrio dos segmentos superiores e que sua perturbação nunca é uma deformação ou lesão isolada.

Em fisiologia já vimos que a adaptação do pé no chão, assim como a do impulso lateral da marcha (eversão-inversão) era a dupla mecânica cubóide-escafóide. É nesta fisiologia médio-társica que se situam as lesões osteopáticas.

Levando em conta que direta ou indiretamente todos os ossos do pé repousam sobre o cubóide, as lesões deste osso são as mais freqüentemente encontradas nessa região. Uma lesão do escafóide acompanha, às vezes, uma lesão do cubóide, mas é raro encontrá-la sozinha.

As lesões do cubóide e escafóide ocorrem durante os movimentos de rotação, mas, mecanicamente, as duas rotações não são semelhantes.

O eixo de rotação do cubóide situa-se próximo de seu bordo externo. Vai da região de apoio da face posterior do cubóide sobre o ângulo externo da face anterior da tuberosidade do calcâneo atrás, até a crista que, sobre a face anterior do cubóide, separa as facetas articulares dos dois últimos metatarsianos. Essa situação sobre o bordo externo faz com que, na rotação externa, o bordo externo suba, mas desça durante a rotação interna. Uma lesão de rotação esterna do cubóide receberá o nome de **cubóide alto,** uma lesão de rotação interna será denominada de **cubóide baixo.** (Fig. 188)

O eixo de **rotação do escafóide** é aparentemente central. As lesões deste osso são lesões de **rotação externa ou de rotação interna** de acordo com o caso. (Fig. 189)

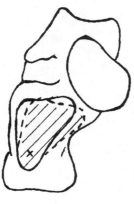

FIGURA 188

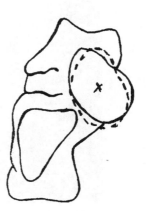

FIGURA 189

EXAME

A. — O exame do cubóide é certamente dos mais delicados da osteopatia. O primeiro problema é situar o bordo interno do osso sobre a face dorsal e plantar do pé. Na face plantar isso é fácil. Ele se encontra na prega transversal de flexão no meio do pé, um pouco deslocado para o bordo externo. Na face dorsal esta localização é mais difícil. Na região do metatarso, o terceiro espaço interdigital prolonga-se por uma pequena goteira aberta entre o bordo interno do cubóide e o bordo externo do terceiro cuneiforme. Transversalmente, o início desta goteira encontra-se na perpendicular traçada a partir do quinto metatarsiano. Para localizá-la, o melhor é prolongar o terceiro espaço por um traço, depois, elevar a partir da tuberosidade do quinto, uma perpendicular a este traço. (Fig. 190) A goteira se encontrará ao longo do traço superior à frente do traço transversal. É fácil afundar nessa região a unha do polegar. O bordo interno e face superior do cubóide formam a porção externa dessa goteira.

Normalmente, os dois bordos da goteira que acabamos de situar encontram-se no mesmo plano. É fácil entender que quando o cubóide encontra-se em lesão baixa, o bordo externo do terceiro cuneiforme torna-se saliente e forma um pequeno degrau na região da goteira. Inversamente, quando se encontra em lesão alta, é ele que forma um pequeno degrau saliente. No entanto, devemos confessar que se esta palpação parece simples quando a descrevemos, ela não o é na prática. Pessoalmente encontramos muitas dificuldades em perceber bem este degrau de lesão, seja ele do cubóide ou do cuneiforme.

Como sempre, acreditamos que apenas os testes de mobilidade são válidos.

— Paciente em decúbito dorsal.

— O terapeuta localiza a face superior do bordo interno sobre a face dorsal do pé, depois coloca a polpa de seu indicador cefálico sobre a face superior do cubóide. Seu indicador caudal apóia-se da mesma forma sobre a face inferior no centro da prega transversal de flexão plantar. (Fig. 191)

— Em um primeiro tempo o terapeuta testa a subida do cubóide em rotação externa. O indicador superior é receptor. O indicador plantar empurra o cubóide para cima. Em um segundo tempo, ele testa a descida em rotação interna. O indicador plantar torna-se receptor, o indicador superior empurra o cubóide para baixo. A percepção receptora é fácil na face dorsal porque apenas a pele separa o dedo do cubóide. A percepção plantar é muito mais difícil. As partes moles nessa região são muito importantes. Aqui, o dedo receptor deve estar bastante afundado nestas partes moles. Pessoalmente realizamos um raciocínio um pouco diverso para este teste. A percepção da subida é fácil. **Se o cubóide não sobe, provavelmente encontra-se em lesão baixa. Partindo da posição alta, se ele não desce ou desce pouco, provavelmente encontra-se em lesão alta,** lembrando que a lesão alta é infinitamente mais rara do que a baixa.

Um segundo teste de mobilidade é clássico. Utiliza a solidariedade entre os dois últimos me-

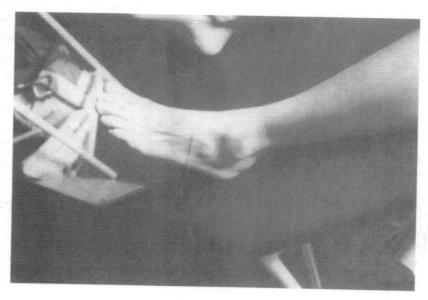

FIGURA 190

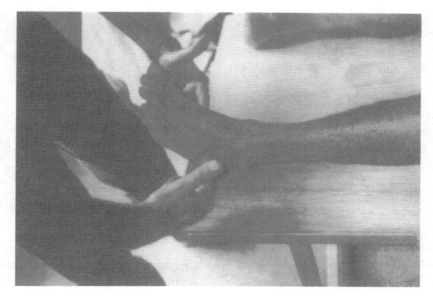

FIGURA 191

tatarsianos e o cubóide. Aparentemente mais simples, nós o achamos menos seguro que o anterior.

— O paciente encontra-se em decúbito dorsal.

— O terapeuta encontra-se ao lado do paciente. Entre o polegar e o indicador de sua mão caudal, o terapeuta prende o quarto metatarsiano. O polegar de sua mão cefálica apóia-se levemente sobre a goteira entre o terceiro cuneiforme e o cubóide. (Fig. 192)

— Após uma leve tração sobre o metatarsiano, o terapeuta realiza uma rotação externa e uma rotação interna que provocam as mesmas rotações no cubóide. O polegar cefálico percebe facilmente estas duas rotações na região da goteira. Como trata-se de micromovimentos, é indispensável que as rotações do metatarsiano sejam pequenos movimentos que não carreguem junto o antepé.

B. — O exame do escafóide é muito mais simples. Utiliza a tuberosidade saliente na região interna do pé, dois dedos à frente do *sustentaculum tali* que, por sua vez, encontra-se saliente sob o maléolo interno.

— Paciente em decúbito dorsal.

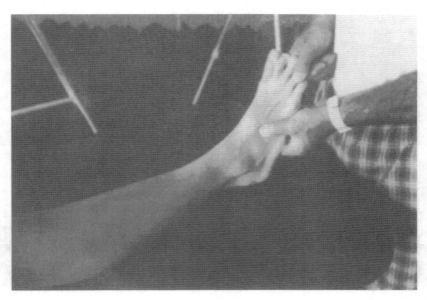

FIGURA 192

— O terapeuta em pé, ao lado do paciente, prende com sua mão caudal o antepé pelo seu bordo interno; o indicador alongado repousa sobre a tuberosidade do escafóide. Sua mão cefálica fixa o retropé. (Fig. 193)

— Por meio de rotações do retropé interno, o terapeuta provoca as mesmas rotações no escafóide que ele testa por deslocamentos da tuberosidade deste osso, palpada pelo seu indicador.

AS NORMALIZAÇÕES

Cubóide baixo

É a lesão mais freqüente.

I. — Paciente em pé sobre o pé oposto ou em decúbito ventral com o membro inferior a ser tratado fora da mesa.

— O terapeuta prende o pé do paciente com as duas mãos e coloca os polegares um sobre o outro apoiados sobre o bordo infero-interno do cubóide no centro da prega de flexão plantar. (Fig. 194)

— A correção é obtida por um movimento de chicote que aplica um rápido empurrão para baixo sobre o cubóide.

II. — Paciente em decúbito ventral, a perna em lesão flexionada em 90 graus.

— O terapeuta encontra-se em pé, à região da perna fletida. Sua mão cefálica contorna a grande

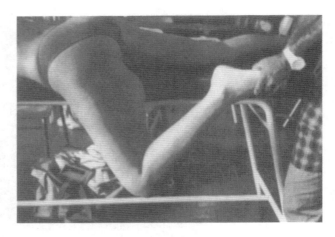

FIGURA 194

tuberosidade posterior do calcâneo entre o anular e o mínimo. O calcanhar é apoiado em sua mão e o polegar apoiado sobre o bordo ínfero-interno do cubóide. Sua mão caudal prende o antepé pelo bordo externo; a face dorsal encontra-se na palma e o polegar sobre a face plantar acima do outro. Os dois braços posicionam-se junto ao corpo. (Fig. 195)

— A correção é obtida durante uma inspiração do paciente por uma elevação lateral dos cotovelos do terapeuta, o que acentua a curva plantar e cria uma pressão dos dois polegares sobre o cubóide. A pressão dos polegares é mantida durante o relaxamento da abóbada plantar e a expiração.

III. — Paciente na posição precedente.

— O terapeuta encontra-se em pé, à região da perna. A mão cefálica coloca-se como para a corre-

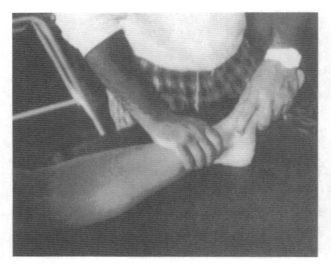

FIGURA 193

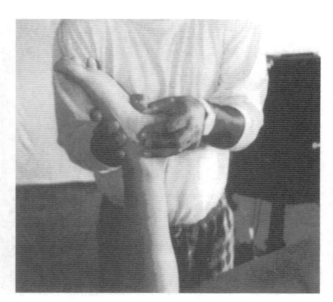

FIGURA 195

ção anterior. A mão caudal prende o antepé pelo seu bordo interno, o polegar é colocado sobre a região dorsal, os outros dedos sobre a face plantar do pé na posição em que se segura um violão. (Fig. 196) Os cotovelos encontram-se junto ao corpo.

— Para a correção, em um primeiro tempo, apoiando o pé do paciente sobre seu próprio peito, o terapeuta abre este pé afastando suas mãos. Em um segundo tempo, durante uma inspiração do paciente, acentua a curva do pé e afunda o cubóide por uma elevação simultânea dos dois cotovelos.

Cubóide alto

— Paciente em decúbito dorsal, joelho fletido, pé plano sobre a mesa.

— O terapeuta em pé, ao lado do paciente. A mão cefálica empurra o joelho para dentro, o que coloca o pé em valgo. O polegar da mão caudal apóia-se sobre a face superior do cubóide próximo ao bordo interno, a mão correspondente fixa o antepé sobre a mesa. (Fig. 197)

— A correção é obtida por uma tração sobre o joelho realizada pela mão cefálica; a mão caudal mantém firmemente o pé plano sobre a mesa.

Correção do escafóide

— Paciente em decúbito dorsal.

— O terapeuta em pé, do lado oposto, na região dos pés. Sua mão cefálica fixa o retropé.

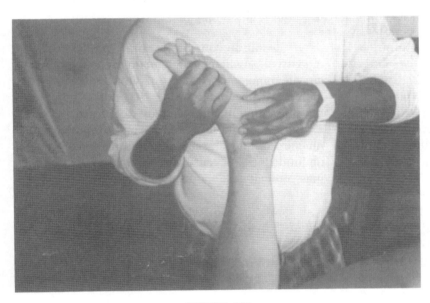

FIGURA 196

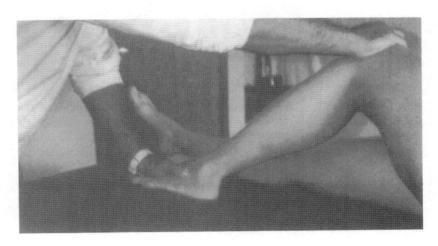

FIGURA 197

Sua mão caudal mantém o antepé pelo seu bordo externo. Para corrigir uma rotação externa, o polegar encontra-se **sob** a tuberosidade. (Fig. 198)

— Para a correção, a mão cefálica fixa firmemente o retropé. A mão caudal leva o antepé para uma rotação corretiva; e o polegar age sobre a tuberosidade no sentido da correção.

O JOELHO

Anatomicamente, o joelho é uma articulação bicondiliana que permite o movimento de flexão e o retorno da flexão, chamado extensão. Em sua fisiologia de apoio pode ser considerado como uma anfiartrose e os ligamentos cruzados fazem, então, o papel de ligamento interósseo. É fácil entender que, levando em conta a forma das superfícies articulares que se correspondem mal, a adaptação correta das superfícies durante os apoios necessita de possibilidades de microescorregamentos. Enfim, vimos em fisiologia que as rotações da tíbia sobre o fêmur eram indispensáveis à flexão e à extensão completas em razão da disparidade dos côndilos.

Além dos macromovimentos de flexo-extensão, as possibilidades de micromovimentos do joelho são de dois tipos: escorregamentos laterais internos e externos da tíbia, abduções e aduções. Estes dois grupos de movimentos são mais freqüentemente associados: abdução (valgo) e escorregamento interno, adução (varo) e escorregamento externo. Sabemos que, por outro lado, as possibilidades de rotação axiais são de cerca de 20 graus. Não as consideramos micromovimentos e suas perturbações entram para o campo da reeducação funcional.

A rotação interna é rapidamente limitada pelo cruzamento dos ligamentos cruzados; assim, a rotação externa é mais ampla do que a interna. *Nas posições de apoio em extensão, não há possibilidade de rotação interna da tíbia.*

Esta fisiologia de micromovimentos que acabamos de lembrar é a fisiologia das lesões osteopáticas. Teremos então:

* **Lesão de escorregamento lateral interno:** a tíbia escorrega bem para dentro, mas não para fora.

* **Lesão de escorregamento lateral externo:** a tíbia escorrega para fora e não para dentro.

* **Lesão de abdução:** a tíbia escorrega apenas no sentido da abdução.

* **Lesão de adução:** a tíbia escorrega apenas no sentido da adução.

* **Lesão de rotação:** apenas uma das rotações é possível. Acabamos de lembrar há pouco que não consideramos possível essa lesão de rotação osteopática. A rotação axial é de 20 graus, o que não é um micromovimento. Além disso, a rotação interna é muito pequena e a externa, muito ampla. Diminuições da rotação são em geral bilaterais. Trata-se de limitações, não ausências completas. São problemas ortopédicos, não osteopáticos.

EXAME

Para este exame do joelho, é difícil separar o exame osteopático do estático e ortopédico. No en-

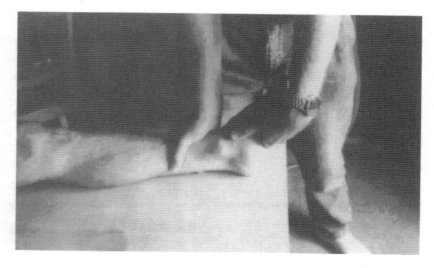

FIGURA 198

tanto, trataremos aqui apenas do exame osteopático, que é o nosso assunto. Lembraremos apenas, no final do capítulo, a patologia estática do joelho e suas repercussões para cima e para baixo.

1. — Uma palpação cuidadosa dos pontos dolorosos é indispensável na região do joelho, que é uma articulação essencialmente ligamentar e tendínea, sem encaixes ósseos.

Os ligamentos, especialmente os laterais, encontram-se com freqüência dolorosos e essa dor pode ser uma indicação útil. Doloroso sem ponto preciso, em geral, é simples tensão anormal devida a uma lesão osteopática. Doloroso na região de suas inserções é o primeiro estágio de um traumatismo. A dor resulta, na maioria dos casos, de um estiramento brutal sem ruptura, mas já apresenta uma pequena reação inflamatória do periósteo. Doloroso com um ponto preciso é sinal de uma ruptura.

A sensibilidade tendínea permite o diagnóstico de eventual tendinite, sinovite das bainhas, uma inserção tensionada etc. O tendão quadricipital e o rotuliano com freqüência apresentam este tipo de reação.

A palpação das interlinhas articulares anteriores permite suspeitar de uma lesão meniscal, especialmente a palpação da interlinha interna.

Enfim, na criança que com freqüência apresenta traumas no joelho, a palpação das cartilagens de crescimento é indispensável. A lesão traumática destas é comum e impõe um período de repouso mais ou menos longo. É facilmente localizável. A região da epífise inferior do fêmur situa-se um dedo acima da interlinha articular. A superior da tíbia, um dedo abaixo.

2. — O exame das rotações axiais é realizado com o paciente em decúbito dorsal, o joelho fletido em 90 graus e o pé plano sobre a mesa.

— Com sua mão cefálica o terapeuta fixa o joelho. Com sua mão caudal prende o antepé com o calcanhar apoiado sobre a mesa. (Fig. 199) Utilizando o calcanhar como eixo e o antepé como alavanca ele testa as duas rotações.

3. — O teste de abdução-adução é realizado também em decúbito dorsal; a abdução é, em geral, maior do que a adução.

— Paciente em decúbito dorsal com uma pequena almofada sobre o joelho para relaxar os ligamentos laterais.

— O terapeuta encontra-se sentado: do lado do joelho a ser tratado para testar a abdução, do lado oposto para testar a adução. Sua mão caudal fixa o tornozelo e sua mão cefálica empurra a face lateral do joelho em um sentido ou outro. (Fig. 200)

4. — O teste dos escorregamentos laterais é realizado na mesma posição com uma pequena almofada sobre o joelho. Estes micromovimentos só são possíveis com o joelho em leve flexão e os ligamentos laterais relaxados.

— O terapeuta encontra-se sentado, ao lado do paciente. Para testar o escorregamento externo, sua mão externa realiza um contra-apoio sobre o côndilo externo e a palma interna empurra a tuberosidade tibial interna para fora. Para testar o escorregamento interno, a palma da mão interna realiza um contra-apoio sobre o côndilo interno e sua mão externa empurra a tuberosidade tibial externa para dentro. (Fig. 201) Nos dois casos o terapeuta testa o retorno.

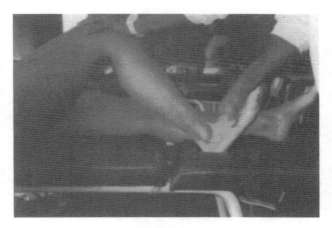

FIGURA 199

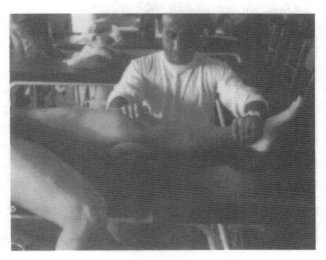

FIGURA 200

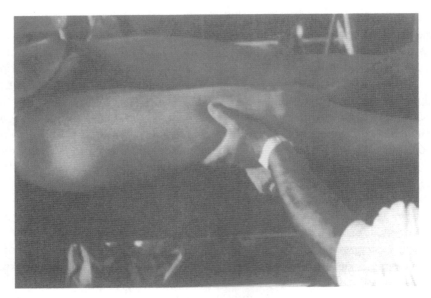

FIGURA 201

AS POMPAGES

Pompage *do joelho*

É muito útil nas artroses desta articulação.

— O paciente em decúbito dorsal no bordo da mesa do lado do joelho a ser tratado.

— O terapeuta em frente a ele encarando-o, em pé, ao lado da mesa, coloca o pé do paciente sob sua axila ou, ainda melhor, quando possível, entre suas coxas. As palmas das duas mãos aplicam-se lateralmente sobre as tuberosidades tibiais e os indicadores dobrados sob o joelho o mantêm em leve flexão para relaxar os ligamentos laterais. (Fig. 202)

— O tensionamento é obtido por um leve recuo do corpo do terapeuta.

Pompage *dos inquiotibiais*

— Paciente em decúbito dorsal.

— O terapeuta, em pé, encara-o. Sua mão externa prende a perna do paciente, e flexiona o quadril sem provocar flexão no joelho. O antebraço correspondente é colocado perpendicularmente à perna; a frente do terapeuta apóia-se sobre este antebraço. (Fig. 203)

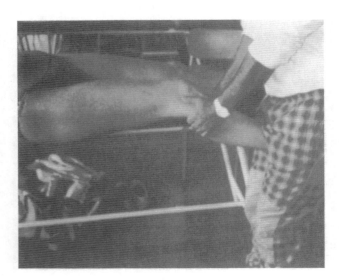

FIGURA 202

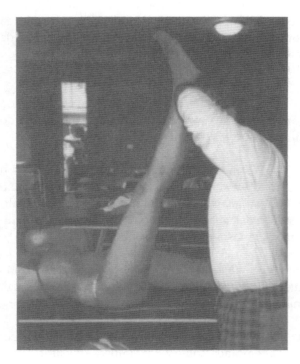

FIGURA 203

— O tensionamento é obtido por um empurrar da fronte sobre o antebraço.

Pompage *do quadríceps*

— Paciente em decúbito ventral, uma grande almofada sob o joelho, para colocar o quadril em extensão. O joelho encontra-se em flexão máxima.

— O terapeuta em pé, ao lado, na altura da coxa do paciente, apóia a mão caudal plana na região do cavo poplíteo. A mão cefálica apóia-se sobre a perna. (Fig. 204)

— O tensionamento é obtido por um empurrar para baixo da mão cefálica.

AS NORMALIZAÇÕES

Correção abdução-adução

— Paciente em decúbito dorsal, uma pequena almofada sob o joelho.

— O terapeuta sentado ao lado do joelho em lesão para corrigir uma lesão de adução e do lado oposto para corrigir uma lesão de abdução. A mão caudal segura o tornozelo, e a mão cefálica apóia-se sobre a face lateral do joelho correspondente à correção. (Fig. 205)

— A correção é obtida por uma tração da mão caudal e uma impulsão da mão cefálica.

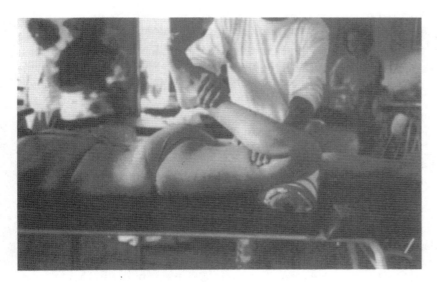

FIGURA 204

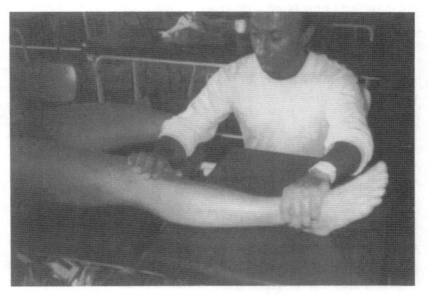

FIGURA 205

Correção dos escorregamentos laterais

— Paciente em decúbito dorsal com uma pequena almofada sob o joelho.

— O terapeuta sentado ao lado, na altura da perna. Uma das mãos em contra-apoio sobre o côndilo femoral e a outra apoiada sobre a tuberosidade tibial lateral, do lado oposto ao escorregamento corretivo. (Fig. 206)

— A correção é obtida em dois tempos por um empurrar da mão tibial: primeiro no sentido da lesão, depois, no da correção.

Correção da rotação tibial

Utilizamos esta correção com muito sucesso na recuperação funcional das rotações do joelho, assim como nas deformidades em tíbias em rotação externa. Deve sempre ser precedida de uma *pompage* do solear.

— Paciente em decúbito dorsal com uma pequena almofada na cavidade poplítea.

— O terapeuta sentado ao lado na altura da região da perna do paciente com suas mãos prendendo-a. (Fig. 207)

— Para a correção, o paciente realiza uma rotação do membro inferior no sentido da lesão. Ao mesmo tempo, o terapeuta leva a perna para uma rotação corretiva durante o tempo respiratório correspondente: inspiração para uma rotação externa, expiração para uma rotação interna.

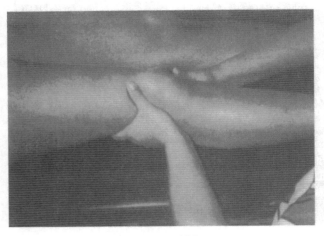

FIGURA 206

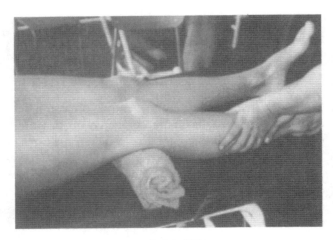

FIGURA 207

PATOLOGIA ESTÁTICA

Em capítulo a respeito do membro inferior, não é possível deixar de abordar a patologia devida à retração do músculo solear. Ela justifica o tratamento deste pelas *pompages* que descrevemos quando abordamos o pé.

O solear é a porção tônica do tríceps sural. Sua retração e encurtamento são freqüentes, para não dizer inevitáveis no homem civilizado. Existem para isto várias razões. É, antes de mais nada, um músculo hiper-solicitado por causa do permanente desequilíbrio para a frente de nossa estática. Os saltos colocam as tíbio-társicas em uma extensão que obriga o solear a trabalhar sempre em encurtamento. Enfim, as posições de descanso sempre são em eqüino, com freqüência acentuado pelo peso das cobertas. Lembremos que um músculo tônico puxa suas inserções 24 horas por dia.

O encurtamento retrátil do solear faz com que, na posição em pé, ele esteja hipertônico e tenso. Também puxa incessantemente suas inserções: calcâneo embaixo, tíbia em cima. As duas articulações relacionadas com estes tensionamentos, joelho em cima e tíbio-astragaliana embaixo, são ambas mal defendidas contra as tensões laterais. O solear é oblíquo de cima para baixo e de fora para dentro. (Fig. 208) Acabamos de ver com as lesões calcâneo-astragalianas que a grande tuberosidade do calcâneo é orientada para a frente e de dentro para fora. Por outro lado, a inserção superior ocorre na região externa da crista tibial posterior e fíbula. Esta obliqüidade faz com que a tensão leve o retropé para um leve varo, mas sobretudo, a tíbia em rotação externa. A hipertensão do solear será a causa de toda uma cadeia de deformidades estáticas que encontramos com grande freqüência.

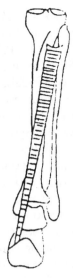

FIGURA 208

1. — A tensão do solear, músculo tônico extensor, controla, claro, a flexão tíbio-társica. Sabemos que a limitação ou impossibilidade desta flexão, indispensável no passo posterior da marcha, limita ou impede a translação da tíbia para a frente acima da tíbio-társica. Como o fêmur é levado pela região superior do corpo para a frente, o joelho é por isso forçado em hiperextensão a cada passo. Isso leva rapidamente à clássica deformidade do joelho *recurvatum*. (Fig. 209)

2. — A impossibilidade de flexão da tíbio-társica também pode ser compensada de forma diversa. O desenrolar do pé sobre o solo, se tal afecção estiver presente, não permite o passo posterior; o indivíduo, então, realiza um movimento de báscula do calcâneo que se "sagitaliza" por leve rotação externa. Esta compensação leva rapidamente a uma deformidade em valgo e à inversão da tensão do so-lear sobre o calcâneo. (Fig. 210) Trata-se da deformação do pé em valgo.

3. — A rotação externa da tíbia é uma deformidade comum, atinge mais de 50% dos indivíduos e

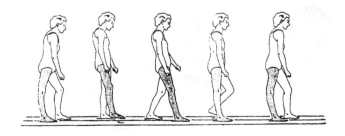

FIGURA 209

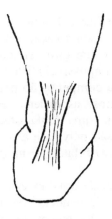

FIGURA 210

é a causadora das gonartroses e artroses posteriores da rótula, tão bem descritas pelo Dr. Trillat de Lyon. Os rotadores internos tônicos estão mal dispostos no homem em pé para equilibrar o solear. A tendência da rótula é escorregar lateralmente para fora. O tendão rotuliano e o quadricipital formam um ângulo para fora. (Fig. 211) É fácil entender que a rotação externa da tíbia sob o fêmur, levando a tuberosidade quadricipital anterior para fora, aumenta ainda mais o fechamento deste ângulo. Em todas as tensões do quadríceps, em todos os movimentos de flexão do joelho, a faceta articular externa da rótula se desloca e "raspa" de forma intensa contra a região externa da tróclea femoral e sobre a região externa da incisura intercondiliana. É uma artrose de uso que encontramos mais comumente em jovens esportistas.

4. — A derrotação tibial externa se compensa nos apoios por uma rotação interna do fêmur de

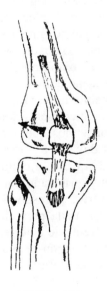

FIGURA 211

amplitude semelhante. Em nosso livro sobre fisiologia, vimos que esta rotação interna se compensa, por sua vez, por um giro pélvico horizontal para o lado oposto. É impossível afirmar, mas pessoalmente vemos nessa compensação pélvica uma possível causa de escoliose ascendente. Por outro lado, vimos também que uma dupla rotação femoral levava a uma anteversão pélvica e a uma lordose. A rotação tibial externa bilateral é muito freqüente.

5. — A rotação tibial externa também apresenta uma incidência descendente particular. É responsável pela maioria dos pés planos estáticos. Em fisiologia vimos que o amortecimento do peso do corpo e a adaptação do pé às desigualdades do solo eram controlados pela tonicidade muscular do tibial posterior. Para tanto, ela é exercida sobre a tuberosidade interna do escafóide que é puxado para baixo. Assim, esse osso é levado à rotação interna e o cubóide, à rotação externa. É o mecanismo de manutenção e controle da abóbada plantar. Infelizmente, o tibial posterior tem a mesma obliqüidade para baixo e para dentro, característica do solear. Portanto, também é rotador externo da tíbia. Quando a tíbia é mantida em rotação externa pela retração do solear, esta rotação relaxa o tibial posterior que deixa o escafóide partir em rotação interna, isto é, a abóbada plantar em achatamento.

O QUADRIL

Não vemos o quadril como uma entidade anatômica, mas fisiológica que alia os movimentos da coxofemoral às básculas pélvicas e às compensações lombares. Examinamos longamente sua função no capítulo a respeito de fisiologia deste trabalho. No plano osteopático, que nos importa aqui, só podemos considerar a articulação coxofemoral.

A articulação coxofemoral é uma enartrose, isto é, uma articulação de múltiplos eixos. Portanto, não apresenta nenhum movimento de frouxidão. Suas lesões osteopáticas são muito particulares.

Em fisiologia vimos que a coxofemoral ainda suporta seqüelas devidas à nossa antiga quadrupedia. No animal de quatro, a cintura pélvica é horizontal. O acetábulo orientado para baixo, para fora e levemente para trás, corresponde com perfeição à cabeça femoral orientada para cima, para dentro e levemente para a frente do colo femoral. Como nosso endireitamento realizou-se por uma verticalização da bacia, o acetábulo encontra-se agora orientado para a frente de 30 a 40 graus e o colo femoral também para a frente cerca de 15 graus (ângulo de anteversão). Os eixos articulares e as superfícies de escorregamento não se correspondem mais com perfeição. (Fig. 212) Os dois eixos das peças em contato formam um ângulo para trás de cerca de 130 graus, o que deixa pouca margem aos apoios cartilaginosos durante as rotações.

Toda a possibilidade de um apoio correto da coxofemoral depende do equilíbrio das tensões dos músculos tônicos rotadores: os rotadores internos (tensor, glúteo mínimo, ilíaco menor) na frente e os rotadores externos (pelvitrocanterianos) atrás. Se este equilíbrio for comprometido em um sentido ou outro, apoios e atritos anormais ocorrerão durante a função: na frente se os rotadores externos dominarem e atrás se os rotadores internos dominarem. (Fig. 213) Estes desequilíbrios de tensão constituem as lesões osteopáticas do quadril:

* **lesão de rotação externa** se os rotadores externos dominarem.

* **lesão de rotação interna** se os rotadores internos dominarem.

As lesões do quadril freqüentemente associam-se a uma lesão do ilíaco. Têm a mesma origem e podem ser devidas à mesma tensão. Uma tensão dos rotadores internos anteriores pode levar a uma lesão de rotação interna do quadril ou a uma lesão ilíaca anterior. Da mesma forma, uma tensão dos rotadores externos pode levar a uma lesão de rotação externa do quadril ou a um ilíaco posterior. Uma lesão do ilíaco requer um exame do quadril.

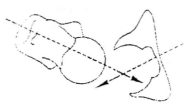

FIGURA 212

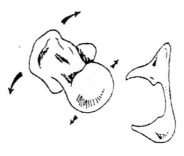

FIGURA 213

EXAME

Da mesma forma que as lesões osteopáticas do quadril são particulares, o exame também o é. Não há aqui pontos de referência nem teste de mobilidade. Apenas o movimento da fáscia permite um diagnóstico. Vimos que esta é levada a realizar um movimento rítmico para rotação externa durante uma inspiração e para uma rotação interna durante uma expiração. Este movimento é facilmente perceptível na região da coxa. É também fácil compreender que um desequilíbrio de tensão no sentido de uma rotação externa fará desaparecer o movimento fascial no sentido da rotação interna e vice-versa.

— Paciente em decúbito dorsal.

— O terapeuta sentado ao lado, na altura da região correspondente à coxa do cliente, coloca suas mãos planas sobre a face superior da coxa, uma na região interna, outra na externa. Ambos os cotovelos devem estar apoiados. (Fig. 214)

— Fechando os olhos, o terapeuta deixa que suas mãos sejam levadas pelo movimento fascial que ele percebe rapidamente. Este movimento ocorre em um ciclo de 10 a 12 vezes por minuto em cinco tempos: ida no sentido da rotação externa, retorno da rotação externa, um tempo de pausa em um ponto neutro, ida no sentido da rotação interna, retorno da rotação interna etc. Uma lesão em rotação externa suprime os dois tempos da rotação interna durante os quais a fáscia permanece imóvel. O mesmo ocorre em uma lesão de rotação interna.

AS POMPAGES

Pompage *do quadril*

São *pompages* que utilizamos com sucesso nas coxartroses em seu início para a regeneração da cartilagem. É este o objetivo da segunda *pompage*; a primeira procura sobretudo relaxar os pelvitrocanterianos.

I. — O paciente em decúbito dorsal próximo ao bordo da mesa. Coxa fletida em 90 graus.

— O terapeuta em pé, ao lado, próximo ao bordo da mesa com os pés separados e joelhos fletidos, coloca seu ombro interno sob o cavo poplíteo do paciente e aperta a coxa contra si com ambas as mãos. (Fig. 215)

— O tensionamento é obtido por uma leve extensão do joelho do terapeuta.

II. — Paciente em decúbito lateral, uma almofada entre as coxas colocada o mais proximalmente possível.

— O terapeuta em pé, atrás do paciente, sua mão caudal apoiada sobre a face lateral externa do

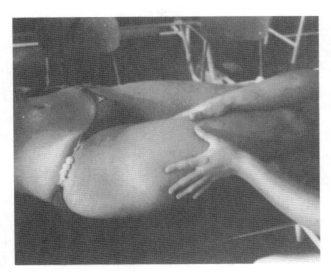

FIGURA 214

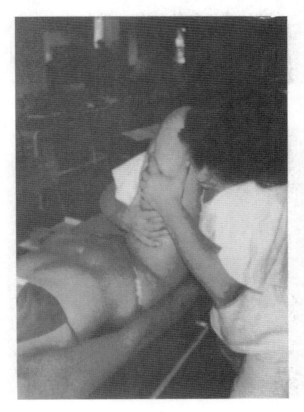

FIGURA 215

joelho, a mão cefálica em contra-apoio sobre o ilíaco superior. (Fig. 216)

— A descompressão articular é obtida empurrando a mão caudal para baixo.

CORREÇÃO DA ROTAÇÃO INTERNA

— O paciente sentado no bordo da mesa, coxa do lado da lesão cruzada sobre a outra.

— O terapeuta em pé em frente ao paciente, sua mão do lado da lesão pousa sobre o joelho deste, a outra mão pousa sobe o ombro oposto. (Fig. 217)

— Para a correção, após uma inspiração e apnéia, o paciente gira o tronco para o lado da lesão durante uma expiração. Ao mesmo tempo, o terapeuta empurra o joelho para dentro no sentido da lesão e o ombro oposto também no sentido da lesão.

CORREÇÃO DA ROTAÇÃO EXTERNA

— O paciente sentado sobre uma mesa, perna do lado da lesão apoiada sobre o joelho oposto.

— O terapeuta, em pé em frente ao paciente, apóia uma das mãos sobre o joelho homolateral à lesão e a outra mão atrás do ombro contralateral à lesão. (Fig. 218)

— Para corrigir, após uma expiração e uma apnéia, o paciente gira o tronco para o lado oposto à lesão durante uma inspiração. Ao mesmo tempo, o terapeuta empurra o joelho para baixo e exagera a rotação do tronco.

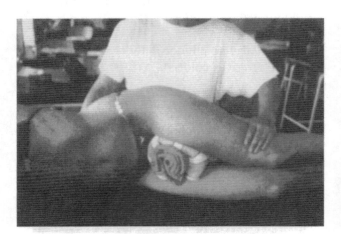

FIGURA 216

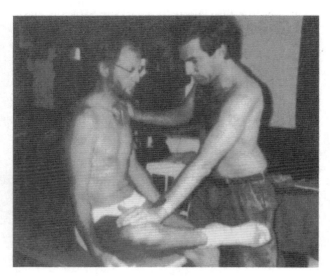

FIGURA 218

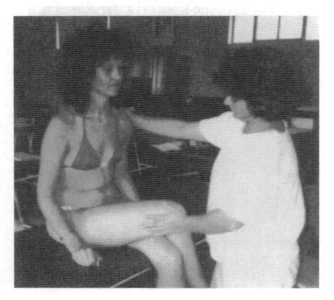

FIGURA 217

MEMBRO SUPERIOR

A osteopatia do membro superior é um pouco diversa daquela aplicada aos demais segmentos. Aqui não há problemas estáticos. Praticamente todas as lesões estão ligadas a grandes movimentos ou são mesmo traumáticas.

O OMBRO

Aquilo que denominamos ombro é constituído por dois grandes sistemas articulares: a articulação escápulo-umeral e a cintura escapular.

A ESCÁPULO-UMERAL

Assim como o quadril, que acabamos de examinar, a articulação escápulo-umeral é uma enartrose de múltiplos eixos e como ele não apresenta praticamente micromovimentos. Faz o mesmo tipo de lesão osteopática: desequilíbrios de tensão entre os rotadores externos e internos tônicos. No entanto, aqui as coisas são totalmente diferentes. Os rotadores tônicos: supra e infra-espinhoso e subescapular são principalmente coaptadores articulares. O colo umeral praticamente inexistente torna as diferenças de tensão pouco importantes. Por outro lado, a cavidade glenóide essencialmente membranosa faz com que não haja atritos dolorosos. Pessoalmente jamais tivemos ocasião de corrigir uma lesão escápulo-umeral.

Como para o quadril, o exame e a correção são realizados por meio do movimento da fáscia.

— Paciente sentado em uma cadeira.

— O terapeuta sentado próximo do lado a ser tratado (Fig. 219), e coloca ambas as mãos sobre o ombro, uma à frente, outra atrás.

— A correção é realizada exagerando-se o movimento fascial no sentido da lesão, isto é, no sentido da rotação perceptível.

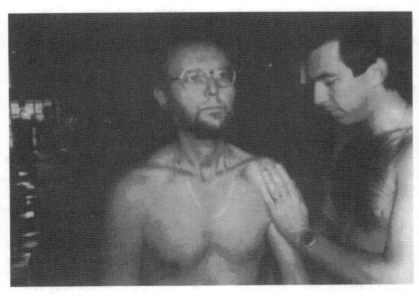

FIGURA 219

Pompage *do ombro*

I. — O paciente em decúbito dorsal, braço em abdução de acordo com as possibilidades da escápulo-umeral, o mais próximo possível de 90 graus. Sua mão encontra-se sobre o ombro cefálico do terapeuta, cotovelo relaxado e levemente fletido.

— Terapeuta sentado próximo ao lado a ser tratado, com seu membro superior cefálico, enlaça o do paciente por fora, a ponta do olécrano apoiada na palma. Mão caudal apoiada sob a axila para fixar a escápula. (Fig. 220)

— A descompressão é obtida por um empurrar da mão do terapeuta sobre o braço do paciente.

II. — Esta *pompage* é especial. É muito potente e o terapeuta deve estar atento para não ser brutal. Tem a vantagem de deixar as mãos livres, seja para uma massagem ou para um tensionamento do trapézio correspondente. É uma manobra ideal para o trapézio médio.

— Paciente em decúbito dorsal, ombro e membro superior fora da mesa.

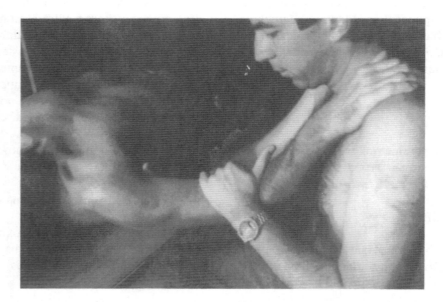

FIGURA 220

— O terapeuta em pé, ao lado do paciente, à altura da região do ombro, passa o braço deste entre suas coxas bem próximas uma da outra de tal forma que a coxa interna aloje-se perfeitamente sob a axila e a externa apóie-se sobre o braço à frente do cotovelo. (Fig. 221)

— O tensionamento é obtido por um leve giro da bacia do terapeuta para fora.

A CINTURA ESCAPULAR

Esta é igualmente constituída de dois sistemas articulares: a articulação escápulo-torácica e o sistema clavicular.

A. Articulação escápulo-torácica

Esta não tem contato ósseo e não impõe nenhum problema osteopático. Por outro lado, como é constituída por uma fixação elástica de quatro formações musculares tônicas: o elevador, o serrátil anterior, o trapézio inferior e o rombóide menor (Fig. 222), acaba por apresentar numerosos problemas estáticos sobre os quais já falamos em nosso trabalho a respeito da escoliose.

B. Sistema clavicular

Praticamente todos os problemas osteopáticos do ombro encontram-se na região do sistema clavicular. Lembremo-nos dos movimentos conjuntos das duas articulações que o compõe; aí encontraremos as lesões.

* Nas elevações do ombro, na região da acrômio-clavicular, a extremidade da clavícula sobe e escorrega levemente para fora. O ligamento costoclavicular constitui um ponto fixo a partir do qual a

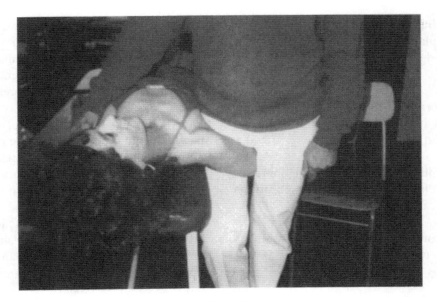

FIGURA 221

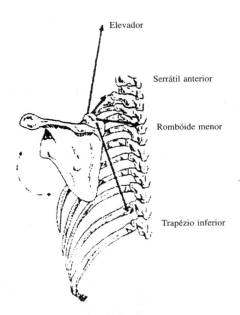

FIGURA 222

extremidade interna do osso desce, a externa sobe, obedecendo à forma das superfícies articulares da articulação esternoclavicular.

* Durante o abaixamento, movimento muito mais reduzido, a extremidade externa da clavícula desce e escorrega ligeiramente para dentro; a interna sobe levemente.

* Nos movimentos ântero-posteriores, na região da articulação acrômio-clavicular, o acrômio realiza uma rotação interna sob a clavícula no movimento para a frente, e uma rotação externa no movimento para trás. Na região da esternoclavicular, a extremidade interna vai para a frente quando do avanço do ombro e para trás quando do recuo.

* Nos movimentos de elevação forçada, como aqueles impostos à escápula pela retropulsão forçada do braço, a escápula enrola-se em torno do gradeado costal subindo e sua porção superior, em especial o acrômio, mergulha para a frente. Dessa forma o acrômio leva a clavícula para uma rotação anterior, facilitada por sua forma em manivela e sua plasticidade de tecido conjuntivo. Mas essa rotação é rapidamente limitada e o acrômio prossegue sozinho seu movimento anterior sob a clavícula. Esta acaba por ficar para trás e na volta, se este movimento acaba por transformar-se em lesão, esta clavícula posteriorizada recebe o nome de **lesão de rotação posterior**. No movimento de abaixamento forçado tal como aquele imposto por uma antepulsão do braço, fenômenos inversos se produzem. A clavícula é levada para uma rotação posterior, depois, o acrômio escorrega para trás anteriorizando a clavícula. A lesão que pode resultar é denominada de **lesão de rotação anterior**.

Todos estes movimentos fisiológicos acarretam lesões fisiológicas.

* **Lesão de elevação** na região da articulação esternoclavicular. A clavícula desce na elevação do maciço do ombro, mas não sobe durante o abaixamento.

* **Lesão de abaixamento** na região da articulação esternoclavicular. A clavícula sobe no abaixamento do maciço do ombro, mas não desce durante a elevação.

* **Lesão anterior** na região da articulação esternoclavicular. A clavícula avança com o maciço do ombro, mas não recua.

* **Lesão de rotação anterior** na região da articulação acrômio-clavicular. A clavícula escorrega bem para a frente, mas não para trás.

* **Lesão de rotação posterior** na região da articulação acrômio-clavicular. A clavícula escorrega bem para trás, mas não para a frente.

EXAME

O exame das lesões claviculares é realizado por meio de testes de mobilidade.

I. — A articulação esternoclavicular é facilmente localizável sobre o bordo superior da clavícula. Partindo da fúrcula esternal desliza-se o indicador sobre o bordo da clavícula e sente-se, a meio centímetro, uma pequena depressão que é a porção superior da articulação. É fácil compreender que essa depressão torna-se mais profunda quando a clavícula desce e mais rasa quando sobe.

— Paciente sentado sobre uma cadeira.

— O terapeuta em pé, atrás do paciente, segura com sua mão homolateral à lesão o braço do paciente fazendo-o subir passivamente (Fig. 223), ou apóia-se sobre o ombro para fazê-lo descer. (Fig. 224) O indicador oposto encontra-se na depressão articular.

— Em um primeiro tempo, o terapeuta eleva passivamente o ombro e percebe com o indicador o aprofundamento ou não da depressão articular. Em um segundo tempo, empurra para baixo o ombro e percebe o preenchimento ou não da depressão.

II. — O teste de anteriorização é semelhante. A articulação esternoclavicular é palpável sobre a face anterior exatamente sob a região da depressão. A porção esternal encontra-se ligeiramente saliente em relação à clavicular.

— O terapeuta segura o ombro e leva-o para a frente enquanto o indicador receptor percebe o desaparecimento do pequeno degrau esternal. Percebe ou não o aumento deste degrau quando leva o ombro para trás. (Fig. 225)

III. — O exame da articulação acrômio-clavicular é ainda mais simples.

— O terapeuta encontra-se em pé, atrás do paciente; fixa o acrômio entre o polegar e o indicador de sua mão externa, a extremidade interna da clavícula entre o polegar e o indicador da mão interna. (Fig. 226) A mão interna testa a mobilidade da clavícula: o polegar leva a clavícula para a

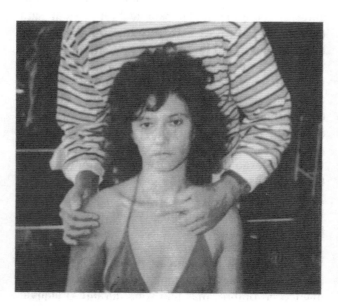

FIGURA 223

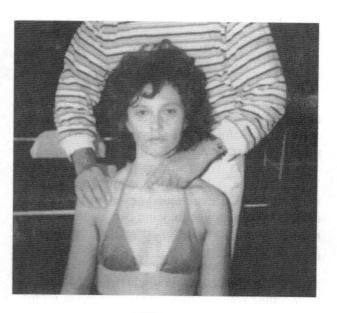

FIGURA 224

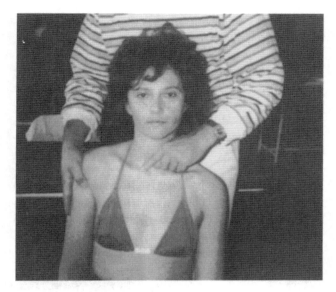

FIGURA 225

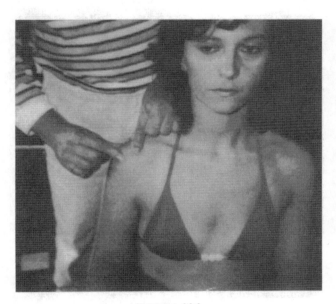

FIGURA 226

frente e julga o retorno, o indicador leva a clavícula para trás e julga o retorno. A clavícula encontra-se em lesão de rotação quando vai em um sentido e não no outro.

AS NORMALIZAÇÕES

Lesão de elevação

— Paciente sentado em uma cadeira.

— O terapeuta em pé, atrás do paciente, apóia o polegar da mão interna sobre a extremidade interna da clavícula, o mais próximo possível da articulação, antes da inserção do ligamento costo-clavicular. A outra mão encontra-se sobre o ombro. (Fig. 227A)

— Para a correção, em um primeiro tempo, durante uma elevação do ombro e uma inspiração do paciente, o polegar interno empurra a clavícula para baixo (sentido da lesão), depois a mantém baixa durante o retorno do ombro para baixo.

— Em um segundo tempo, o indicador do terapeuta coloca-se sob a extremidade interna da clavícula (Fig. 227B), depois, durante um abaixamento do ombro e uma inspiração do paciente, o terapeuta puxa o ombro deste para cima (sentido da correção). Mantém a clavícula alta durante o retorno do ombro.

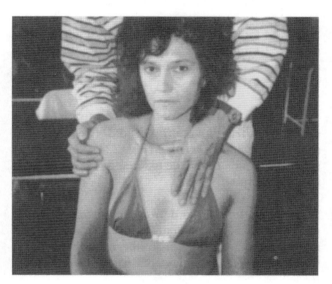

FIGURA 227A

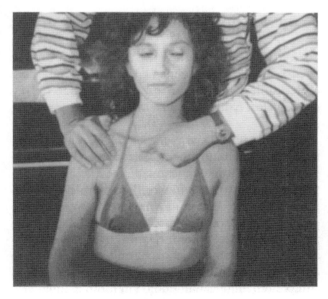

FIGURA 227B

Lesão de abaixamento

As manobras anteriores são utilizadas no sentido inverso.

Lesões de rotação

Vimos que a lesão de rotação anterior era resultado de uma antepulsão forçada, e a lesão de rotação posterior, de uma retropulsão forçada. Para corrigir uma lesão anterior, é suficiente provocar uma rotação posterior por meio de uma retropulsão forçada; para corrigir uma lesão posterior deve-se provocar uma rotação anterior por uma antepulsão forçada.

— Paciente sentado em uma cadeira.

— O terapeuta em pé, atrás do paciente, prende a extremidade externa da clavícula entre o polegar e o indicador. A mão externa prende o cotovelo.

— Para uma lesão de rotação anterior, a mão externa realiza uma retropulsão forçada durante uma expiração do paciente. (Fig. 228) A mão interna empurra a extremidade externa da clavícula para trás no retorno.

— Para uma lesão de rotação posterior, a mão externa realiza uma antepulsão forçada durante uma inspiração. (Fig. 229) A mão interna empurra a extremidade externa da clavícula para a frente no retorno.

O COTOVELO

As lesões osteopáticas do cotovelo são as mais freqüentes na região do membro superior. Muitas das epicondilites, por assim dizer, são apenas lesões osteopáticas, particularmente lesões da cabeça radial.

A frouxidão da articulação umero-radial permite à ulna micromovimentos de adução-abdução, e sobretudo micromovimentos de rotação externa-rotação interna sobre seu eixo. Por outro lado, independentemente destes movimentos de rotação que participam da pronosupinação, a cabeça radial pode anteriorizar-se e posteriorizar-se ligeiramente. Todos estes micromovimetnos permitem a pronação e a supinação em torno dos cinco dedos, enquanto a simples circundução do rádio em torno da ulna permite apenas o eixo em torno do terceiro dedo. É em torno destes micromovimentos que se situam as lesões osteopáticas.

Na realidade, as lesões de varo e valgo sendo as mesmas que as lesões de rotação, o problema osteopático do cotovelo, podem resumir-se facilmente a lesões de pronação ou supinação. As lesões da ulna e cabeça radial ocorrem conjunta ou isoladamente.

— Na supinação, no final do movimento, a ulna vai para uma rotação externa e a cabeça posterioriza-se. Em uma lesão de supinação, a ulna vai bem em rotação externa mas não em rotação interna; a cabeça radial será posteriorizada.

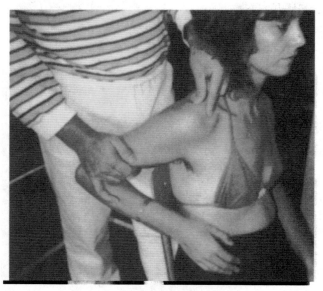

FIGURA 228

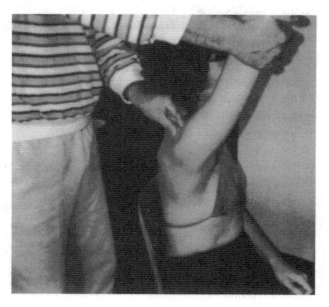

FIGURA 229

— Na pronação, no final do movimento, a ulna vai para uma rotação interna e a cabeça radial anterioriza-se. Em uma lesão de pronação, a ulna vai bem em rotação interna mas não em rotação externa; a cabeça radial se anterioriza.

EXAME

A. — Quando o cotovelo se encontra em extensão, uma palpação da porção póstero-externa permite perceber o intervalo entre o epicôndilo em cima e o bordo posterior da cúpula radial embaixo. (Fig. 230) As duas saliências encontram-se normalmente no mesmo plano. Uma abdução do antebraço fecha este intervalo, e uma abdução abre. Sobretudo a anteriorização da cabeça se manifestará por um degrau posterior do epicôndilo, e uma posteriorização, por um degrau posterior da cabeça radial.

A mesma palpação permite o teste de mobilidade. Uma pronação um pouco forçada levará a cabeça radial para a frente e fará aparecer o degrau epicondiliano; uma supinação um pouco forçada levará a cabeça para trás e fará aparecer o degrau radial.

B. — As rotações interna e externa são julgadas pelo deslocamento do olécrano.

— O paciente e o terapeuta colocam-se face a face, o cotovelo do paciente fletido em 90 graus.

— O terapeuta segura o antebraço do paciente na região do punho e afunda o indicador da outra mão na fosseta olecraniana de forma a palpar a ponta do olécrano. (Fig. 231)

— O terapeuta leva o antebraço do paciente para uma rotação externa e depois para uma rotação interna. Percebe o movimento do olécrano. Em uma lesão o braço não se move em um dos movimentos.

AS NORMALIZAÇÕES

Pompage *do cotovelo*

I. — Paciente em decúbito dorsal, braço ao longo do corpo, cotovelo fletido em 90 graus.

— O terapeuta ao lado do paciente, mão cefálica em bracelete na dobra do cotovelo, mão caudal prendendo o punho. (Fig. 232)

— O tensionamento é obtido por uma tração da mão caudal.

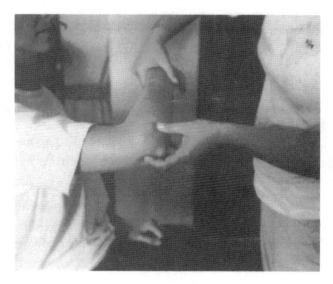

FIGURA 231

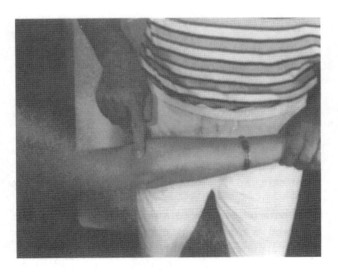

FIGURA 230

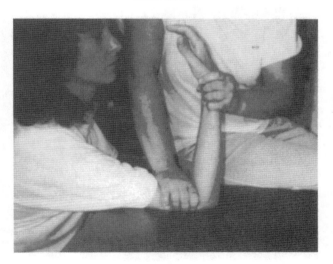

FIGURA 232

II. — Paciente deitado ou sentado, braço apoiado sobre a mesa.

— O terapeuta coloca sua mão caudal na prega do cotovelo, a mão cefálica prende o punho. Cotovelo em flexão máxima. (Fig. 233)

— O tensionamento é obtido por uma pressão da mão cefálica.

Lesão de pronação

— Paciente sentado, cotovelo em extensão.

— O terapeuta em frente ao paciente, polegar de sua mão externa apoiado sobre a cabeça radial, na prega do cotovelo. Sua mão interna prende o punho.

— A correção é obtida durante uma inspiração do paciente, por meio de uma flexão e supinação forçadas acompanhadas por um apoio do polegar sobre a cabeça radial. (Fig. 234)

Lesão de supinação

— Paciente sentado com cotovelo em leve flexão.

— O terapeuta ao lado, polegar cefálico apoiado sobre a face posterior da cabeça radial. A mão caudal prende o punho.

— A correção é obtida durante uma expiração do paciente, por uma extensão e pronação forçadas, acompanhadas por uma pressão do polegar sobre a cabeça radial. (Fig. 235)

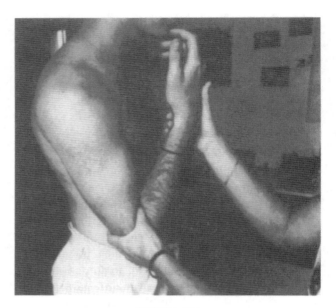

FIGURA 234

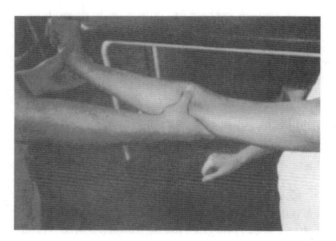

FIGURA 235

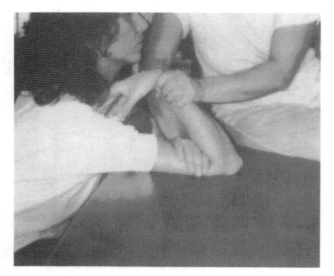

FIGURA 233

PUNHO E MÃO

Apesar do que dizem alguns livros de osteopatia, não podemos realmente falar em lesão osteopática na região dos dedos ou punhos.

Os pequenos ossos que formam o punho não têm fisiologicamente nenhuma mobilidade entre si. Estão contidos em uma bainha cartilaginosa que impede todo e qualquer escorregamento. Com exceção de traumatismos, os problemas do punho são mais de recuperação funcional do que osteopáticos. O terapeuta facilmente esquece que o punho é constituído por duas articulações: a rádio-carpiana e a médio-carpiana, que se complementam. Devem ser reeducadas separadamente. A médio-carpiana permite movimentos de torção de uma fileira sobre a outra, torções estas necessárias às inclinações laterais radial e ulnar. É na recuperação dessas torções que acreditamos encontrar-se a parte mais importante da reeducação do punho.

A hiperfrouxidão fisiológica dos dedos poderia fazer pensar em numerosas lesões fisiológicas nessa região. A experiência nos mostra que não é assim. Nosso chefe, dr. Robert Ducroquet, era cirurgião da Federação de Boxe, assim, pudemos ter alguma experiência na reeducação de mãos de boxeadores e traumas de mão em geral. Acreditamos que, exatamente por causa da grande liberdade de movimentos das articulações digitais e da anatomia das aponeuroses palmares e bainhas tendinosas, elas estão protegidas de lesões osteopáticas e os problemas dos dedos são antes de mais nada de recuperação funcional.

Insistimos aqui nas técnicas de *pompage* dessa região.

Pompage *do punho*

I. — Paciente sentado ou em pé.

— O terapeuta em pé, do lado a ser tratado, passa o braço do paciente sob seu braço interno e prende-o contra seu corpo. Coloca seu antebraço contra o do paciente e cruza seus próprios dedos com os dele. Com a outra mão externa, fixa o antebraço. (Fig. 236)

— O tensionamento é obtido por uma extensão do punho do terapeuta; a mão interna correspondente orienta-o em diferentes direções, aquelas de amplitudes mais limitadas.

II. — Paciente sentado ou em pé.

— O terapeuta em pé, ao lado do paciente. Com uma de suas mãos em bracelete em torno do punho do paciente e com seu antebraço correspondente mantém o punho e o antebraço do paciente contra si. Com a outra mão aperta a mão do paciente na clássica posição de aperto de mão. (Fig. 237)

— A *pompage* é realizada pelo próprio paciente, puxando seu antebraço.

III. — Paciente sentado ou em pé.

— O terapeuta, em frente ao paciente, prende de ambos os lados o punho em pronação e leve flexão entre o polegar e o indicador de cada mão. Do lado interno o polegar em cima sobre a estilóide ulnar. O indicador prende embaixo o pisiforme com sua primeira falange. Do lado externo, o polegar se apóia sobre a estilóide radial, e o indicador prende o escafóide. (Fig. 238)

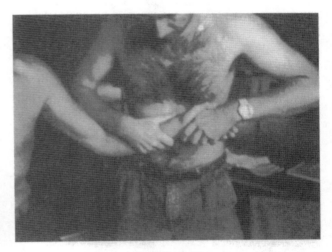

FIGURA 237

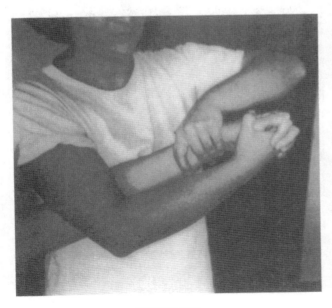

FIGURA 236

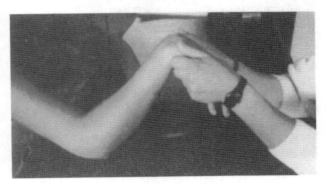

FIGURA 238

— A descompressão é obtida por afastamento dos polegares e indicadores que se cruzam.

Pompage *do canal carpiano*

Esta manobra não é uma *pompage* clássica. É, antes de mais nada, uma manobra circulatória que dá resultados espetaculares em todas as afecções de membro superior.

— Paciente sentado em decúbito, braço apoiado sobre a mesa, cotovelo em 90 graus.

— O terapeuta cruza os dedos de suas duas mãos, coloca o punho do paciente entre suas palmas de tal forma que o maciço das eminências tenar e hipotenar de um lado aplique-se sobre a face anterior às do outro sobre a face posterior. (Fig. 239)

— A *pompage* é realizada por uma série de pressões das duas mãos.

Pompage *dos dedos*

As *pompages* das articulações digitais são de grande ajuda em problemas circulatórios da mão e rigidez dos dedos.

I. — A manobra mais simples, mais prática e mais utilizada consiste em prender a falange proximal entre o polegar e o indicador com uma das mãos e a falange distal entre o polegar e o indicador com a outra. A tensão é obtida pelo afastamento das duas mãos. (Fig. 240)

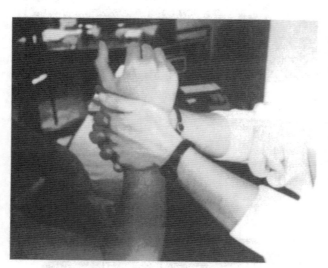

FIGURA 239

II. — Nas entorses metacarpo-falangeanos do polegar, freqüentes em jogadores de bola, nas fraturas de Bennet típicas de boxeadores, nas fraturas do escafóide, uma *pompage* lenta e suave contribui muito na diminuição da rigidez e alívio da dor.

— O terapeuta contorna com seus dedos o polegar do paciente, apoiando a polpa de seu polegar sobre a face dorsal do primeiro metacarpiano ou de sua primeira falange. Com a outra mão, prende o punho em contra-apoio. (Fig. 241)

— O tensionamento é obtido por uma tração direta.

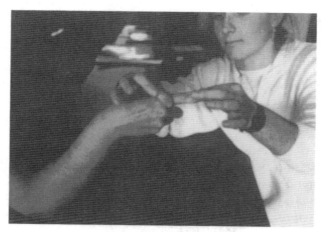

FIGURA 240

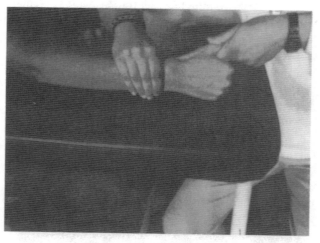

FIGURA 241

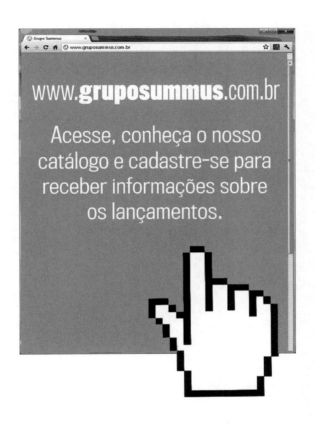

IMPRESSO NA **GRÁFICA sumago**
sumago gráfica editorial ltda
rua itauna, 789 vila maria
02111-031 são paulo sp
tel e fax 11 **2955 5636**
sumago@sumago.com.br